elicitas Ariane Scholz

ystemische Aufstellung
nit dem Mediator Pferd

Aechernich, Oktober 2016

SBN 978-3-938113-42-4

Autorin 2016 Felicitas Ariane Scholz
elicitasscholz@verstehenohneworte.de

Herausgabe durch Velten-Verlag
nfo@velten-verlag.de

Autorin: Felicitas Ariane Scholz
Körper- und Gesprächstherapeutin

Produktion: Print Faktor GmbH, Bonn

Jmschlag:
Gemälde: Simone Geßner, www.gessner-kunst.de

Veitere Angebote im Internet:
www.verstehenohneworte.de · www.pferdeaufstellung.de

www.velten-verlag.de

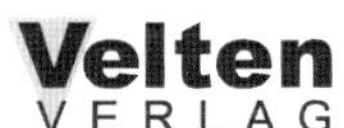

Felicitas Ariane Scholz

Verstehen ohne Worte

Umdenken. Perspektiven wechseln. Ängste überwinden.

Weitere Angebote im Internet
www.verstehenohneworte.de · www.pferdeaufstellung.de

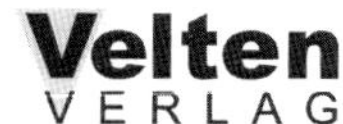

Inhalt

Prolog 3

Vom Mensch mit Pferden zum Pferdemensch 8

Licht und Schatten 22

Systemische Aufstellungen 32

Pferde 60

Spiegelgeschichten 74

Aufstellungsarbeit mit dem Pferd 92

Erlebte Pferdeaufstellungen 98

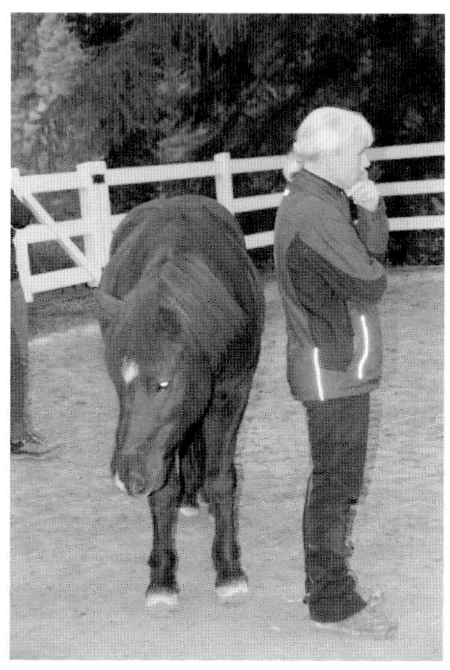

Für Kopernikus, in tiefer Dankbarkeit, dass er mich auf diesen Weg gebracht hat.

Prolog

Wenn ich manchmal an dem Punkt stehe und das Gefühl habe, nicht mehr weiter zu wissen, denke ich gerne ein paar Jahre zurück und sage mir dann: „Stell dir mal vor, vor zehn Jahren wäre jemand gekommen und hätte dir erzählt, dass das, was seither geschehen ist, so geschehen würde!"

...

Ich wollte nie mit Pferden arbeiten, weder Unterricht geben, geschweige denn Kurse mit Pferden anbieten. Das Pferd war mein Hobby und ein toller Partner im Sport. Sozusagen mein Ausgleich zur Arbeit.
Meine Arbeit bestand jeher aus dem Umgang mit Menschen. Erst nur in der Physiotherapie, später auch in Beratung, Coaching und nun auch mit Heilung durch Selbstheilung. Die Reiterei war von Kindesbeinen an geprägt, auf Turnieren zu starten. Ich hatte gar keine Vorstellung, dass es auch noch etwas anderes geben könnte. Und genau wie gerade erwähnt, wenn mir einer vor 15 Jahren, als ich die Ausbildung zum Coach für Systemische Aufstellungen begann, erzählt hätte, dass ich das mit Pferden mache, hätte ich es niemals geglaubt.

...: „hätte, hätte Fahrradkette...!!!"

Es gibt kein „hätte“! Es gibt nur das, was ist. Beeinflusst von dem, was war, was wir in unserem Gehirn als Vergangenheit abgespeichert haben. Was unser Körper im Bindegewebe speichert und was wir durch Vermeidungsstrategien, damit wir unangenehme Erlebnisse nicht mehr erleben zu müssen, unsere Zukunft beeinflusst.
Das Leben findet eigentlich in unserem Kopf statt. Alle Erlebnisse werden über unsere Sinnesorgane zum Gehirn weitergeleitet und dort verarbeitet. D.h.: Das Bild, das wir wahrnehmen, entsteht nicht im Außen sondern in unserem Gehirn.

Woher kann ich wissen, dass mein Gegenüber die Welt genauso sieht, wie ich sie sehe?

Ein schönes Beispiel der Wahrnehmung habe ich von einer Freundin gehört, deren Mentor erklärte, wenn ein Baum umfällt, macht das kein Geräusch!
Wie bitte?
Aber er hat Recht. Was geschieht in der Realität?
Durch die Bewegung des Baumes und den Aufprall auf die Erde geschieht nichts, außer, dass unendlich viele Moleküle in Bewegung kommen und eine große Schwingung erzeugen. Diese Schwingung trifft auf unser Ohr. Von dort wird sie in das Innenohr weitergeleitet, feine Sensoren messen die Schwingung und leiten sie an den Hörnerv weiter. Dieser nimmt diese Information nun als elektrischen Impuls (immer noch kein Geräusch!!!) auf und leitet sie durch das Tor des Bewusstseins an die Gehirnrinde. Erst dort wird die

Information „Geräusch“ gebildet und wir glauben, einen lauten Krach gehört zu haben.
Ganz ähnlich geschieht dies mit all unseren Wahrnehmungen. Letztlich findet die Welt in unserem Kopf statt. Und doch befinden wir uns in einem ständigen Austausch mit unserer Umwelt, beeinflussen diese und werden ebenso beeinflusst.
Durch die Geschichten in unserem Kopf haben wir zig Glaubenssätze gebildet, übernommen und uns an noch mehr angepasst, die uns als wahr verkauft werden.
Somit begann auch meine Geschichte der Reiterei mit vielen Überzeugungen, wie man es richtig macht. Doch ist gerade das Pferd ein so wundervolles Vorbild, wie das Leben in der Gemeinschaft gut funktionieren kann.
Auf meinem Weg zum Feingefühl bin ich vor allem einem ständig begegnet: Zweifel. Wie kann das alles möglich sein? Ist das die Wahrheit, was ich da fühle? Kann es nicht nur Einbildung sein? Wie ist es möglich, dass dies oder das genau jetzt geschieht? Wieso habe ich genau dieses Pferd und was spiegelt es mir? Wie komme ich überhaupt darauf, dass ein Pferd mir etwas spiegeln kann?
All diese Fragen gehören nicht nur meiner Vergangenheit an, sondern finden mich auch heute noch immer wieder. Und eigentlich finde ich das sehr gut. Zweifel lassen uns nochmals überprüfen, ob wir tatsächlich sicher sind. Ob wir wissen, was wir wollen. Ob es sich lohnt oder das Gefühl vielleicht doch nochmal überprüft werden möchte.
Doch erinnere ich mich auch immer wieder an all die Wunder, die ich in den letzten Jahren erleben durfte.

Geschichten, die dem Zufall keine Chance geben, einfach nur zufällig ins Leben gekommen zu sein, sondern sich in das Geschenk verändert haben, was einem „zu fallen“ darf, um Wandlung zu ermöglichen. Mein schönstes Geschenk ist das Vertrauen, denn so wie mir die Pferde ihr Vertrauen schenken, habe ich gelernt, auch ihnen zu vertrauen. Pferde sind absolut ehrlich, reagieren immer aus dem Augenblick und zeigen immer die Wahrheit.

Da aber auch ich einfach nur ein Mensch bin, mit all meinen Macken, Geschichten und meinem ganz persönlichen Kopfkino, habe ich ganz viele Dinge getan, die ich heute so niemals mehr tun würde. Und manchmal mache ich heute Dinge, die ich vielleicht morgen nicht mehr tun würde. Aber würde ist wie hätte… . Ich habe die Dinge getan und gelernt, dass sie aus meinem Kopf entstanden sind, der mit der Verfolgung eines bestimmten Ziels immer nur das Beste wollte. Wobei unser Bestes in den meisten Fällen das ist, was der Kopf für das Beste hält. Wir grübeln, wägen ab, überlegen, nutzen vergangene Erfahrungen und die Vermutungen, was die Zukunft bringen mag. All das macht ein Pferd nicht. Es lebt im Moment, reagiert im Moment und plant niemals. Wenn wir etwas tun überlegen wir immer, warum wir das tun und landen genau damit im Dilemma. Denn es gibt viele Dinge, die wir tun sollten, sie aber nicht tun, weil der Verstand keinen Sinn darin sieht oder Angst vor den erdachten Konsequenzen hat. Somit verpassen wir das Leben, das eigentlich für uns gedacht ist.

Am Ende unseres Lebens bereuen wir nicht die Dinge, die wir getan haben, sondern die, die wir nicht getan haben.

Vom Mensch mit Pferden zu Pferdemensch

Mein langjähriger Reittrainer, Kurt Angele, sagte einmal diesen Satz zu mir: Früher gab es viele Pferdemenschen, heute gibt es viele Menschen mit Pferden.
Doch hat sich für mich die Zeit noch mehr gewandelt. Ich weiß mittlerweile, dass nicht wir den Pferden etwas beibringen müssen, sondern sie unsere Lehrer sein können, wenn wir den Mut haben, uns darauf einzulassen.
Eine wichtige Begleiterin auf meinem Weg zur Schülerin war und ist Linda Kohanov, Begründerin von Eponaquest in Arizona. Just als meine ersten Träume kamen, die mich völlig verunsicherten, entdeckte ich das Buch, „Das Tao des Equus", in dem ich viele Antworten fand. Es war die Zeit, als meine Stute Mura einen schweren Unfall hatte und wochenlang nicht klar war, ob sie überleben wird. Zur gleichen Zeit hatte ich mich entschieden, meine Tochter in eine fachkundige Einrichtung für Autisten zu geben. Die Zeit war voller Schmerz, Angst und Verzweiflung. Erst viel später erkannte ich, welches Geschenk mir meine Stute mit diesem Unfall gemacht hat. Nicht nur, dass ich mittlerweile einen grandiosen Sohn von ihr habe, ich fand auch damals das kleine Indianermädchen in mir wieder. Als Mura die Box endlich wieder verlassen konnte, bin ich nach ewigen Zeiten wieder ohne Sattel geritten...

Wer mein Buch, „Zulassen kommt vor Loslassen“, gelesen hat, kennt „den“ kleinen Felix schon. Noch zur Kindergartenzeit war das mein Spitzname und eigentlich benahm ich mich immer nur wie ein wilder Cowboy. Ich sauste mit den Ponys des Reitstalls ohne Sattel durch den Wald und lag mehr im Dreck, als dass ich oben saß. Ob Cowboy oder Indianer war mir egal, Hauptsache wild und frei. Meine Mutter gab immer wieder Unterricht und ihr großer Wunsch, dass ich auch die Liebe zu den Pferden finde, sollte erfüllt werden. Vor 40 Jahren wurden die Pferde ganz klar in Boxen oder Ständern gehalten. Koppeln gab es kaum. Schulbetrieb mit fünf bis sechs Stunden Unterricht am Tag war normal. Als ich sieben Jahre alt war, durfte ich mein erstes Turnier reiten. Viele folgten in den nächsten 30 Jahren. Ich bekam regel-mäßig Reitstunden von dem damaligen Reitlehrer und lernte, dass man dem Pferd zeigen muss, wer der Herr ist, wenn es sein muss, mit Gewalt. Als furchtloses Wesen war ich diejenige, die als „Dummy“ auf die drei-jährigen Pferde gesetzt wurde. Sattel drauf, Reiter drauf, los geht´s. So lange, bis das Tier nicht mehr gebuckelt hat.
Relativ bald fing ich auch mit Springunterricht an. Sprang das Tier nicht, wurde es bestraft. Ein Hinterfragen, was wohl der Grund sein könnte, gab es nicht. Es gab klare Regeln, wie ein Pferd zu gehen hat und ein Grundkonzept, das deutschlandweit ziemlich ähnlich war.
Ich weiß noch, als ich 13 war, besuchte ich eine Freundin in Hessen. Dort setzte man mich auf einen netten Fuchs. Alle Stalljugendlichen schauten gespannt bei der Reitstunde zu. Nach einer halben Stunde begann das Tier

völlig aus dem Nichts raus zu buckeln und setzte mich in den Dreck. Die Zuschauer hatten einen Riesenspaß, weil sie genau wussten, dass dies passieren wird. Außer, dass ich es doof von den Leuten fand, mich so vorzuführen, dachte ich mir nichts dabei. Es gab eben Pferde, die sowas machen. Mit Absicht natürlich.

Grundsätzlich hatte ich aber das Glück, dass ich immer Pferde hatte, die das Spiel mitspielten. Unser Wallach Saturn war von Natur aus eher träge. Als ich dann anfing mit ihm in höheren Dressurklassen zu starten, nahm ich einfach ganz lange Sporen mit Rädchen. Das war einfach normal. Zur gleichen Zeit ging ich mit unserer damaligen Stute viel Springen. Und wenn sie stehen blieb, gab es was hinten drauf. Das erlebte ich überall, wo ich Lehrgänge ritt. Ich möchte damit nicht sagen, dass die Tiere nur geschlagen wurden, aber es wurde nicht hinterfragt.

Auch heute kann es sein, dass ich einem Pferd ganz klar seine Grenzen aufzeige. Aber dann weiß ich, dass der nächste Schritt Gefahr bedeuten würde, die es zu unterbinden gilt und mache es ohne Gewalt.

Wie der Zufall es so wollte, fand mich in den 90-er Jahren die Vielseitigkeit. Unsere damalige Stute, Comtess, hatte Nachwuchs bekommen, der zu dieser Zeit genau reif war, mit mir den neuen Weg zu gehen. Cosima lehrte mich zum ersten Mal, dass es ein Gefühl der Freundschaft geben kann. Letztlich bot sie mir ihre Freundschaft an. Im Stall oft zickig und genervt, fuhr sie umso lieber mit mir auf Lehrgänge und Turniere. Sie stellte sich in flatterige Turnierzelte, vor denen sie daheim einen großen Bogen gemacht hätte. Ich schlief im Auto, ging stundenlang während der Trainingseinheiten mit meinem Pferd spazieren und erlebte ein Gefühl, dass ich so noch nicht kannte. Bei der Vielseitigkeit geht es nicht ohne Vertrauen. Entweder ein Pferd hat Lust, über diese festen Hindernisse zu gehen oder nicht. Und dann nützt auch das Stöckchen nichts. Cosima hatte Lust und wir wurden immer besser. Gleichzeitig war das auch die Zeit, in der ich von der Physiotherapie immer mehr in das Neuland Spiritualität sauste. So bescherte mir auch mein Pferdeleben die ersten spannenden Erlebnisse. Ich hatte ein sehr erfolgreiches Turnierjahr hinter mir und wir fuhren auf unser Abschlussturnier 1997. Bisher hatte ich auf jedem Turnier den vierten Platz belegt. An dem Tag wusste ich, heute gewinne ich! Es war Oktober, der erste Reif lag auf den Wiesen und es war ein kalter sonniger Morgen. Als erstes kam die Dressur. Dort legt man seine Punkte vor, die man durch Springen und Gelände zu halten versucht. Je mehr Fehler folgen, desto weiter hinten landet man. Somit kann man auch nur durch die Fehler der anderen nach vorne rücken. Nach Dressur und Springen lag ich an vierter (!!) Stelle. Das Gelände lief prima. Doch vor dem letzten Sprung gab es einen Wasserlauf, in den das Pferd springen musste, um zum Sprung zu kommen. Cosima bremste, blieb stehen und trat einen Schritt zurück. Das waren damals 30 Strafpunkte und katapultierten einen auf die hintersten Plätze. Nachdem ich sie dann doch überreden konnte, wenigstens die Strecke zu beenden, ritt ich völlig frustriert zum Hänger. „Scheiß auf positives Denken, geschweige denn mein super blödes Bauchgefühl!“

Da ein Stallkollege noch ein junges Pferd vorstellte, blieben wir noch, Pferd transportfähig auf dem Hänger. Als ich mich von meinem Trainer verabschieden wollte, der auf dem Turnier als Richter eingesetzt war, schaute er mich ganz erstaunt an, ich sei doch platziert. Aha! Na, dann waren die anderen wohl sooo schlecht, dass meine Punkte noch gereicht haben. Also wieder zum Hänger, Pferd nochmal gestylt und ab auf den Hauptplatz, da diese Siegerehrung besonders war. Völlig gelassen ritt ich hinten rum und wartete, dass die Erstplatzierten ihre Ehrung bekamen. Und wie sollte es anders sein? Ich habe das Ding gewonnen! Da der Graben nicht zum Sprung zählte, hatte ich keinen Punkt verloren und ging als strahlende Siegerin hervor. Doch viel mehr noch war ich glücklich, dass mein Bauch Recht hatte und allen Stimmen im Kopf trotzen konnte.
Im folgenden Jahr hatte ich die große Chance, bei den Kaderlehrgängen mitzureiten und erlebte Ausbilder, die bis Olympia geritten sind hautnah mit all ihren Erfahrungen und ihrem Wissen. Da gab es plötzlich eine Logik und ein Verständnis für die Möglichkeiten mit einem Pferd zu arbeiten. Ich erlebte ein ähnliches Glücksgefühl, wie bei meinen Ausbildungen in der Physiotherapie, als meine Arbeit immer verständlicher wurde. Cosima und ich hatten einfach Spaß. Es war wie mit einer Freundin shoppen gehen. Gefühle shoppen.
Glücklicherweise hat sich dieses Wissen mittlerweile auch immer mehr verbreitet und es wird viel guter Unterricht angeboten. Man muss nur wissen, wo man sein Augenmerk hinwenden muss.

Eigentlich war ich schon als Jugendliche besonderen Menschen begegnet, wie z.B. General Albrecht, der ehemalige Leiter der Wiener Hofreitschule. Doch war ich damals längst nicht reif zu erkennen, was dieser Mann vermitteln möchte. Er stand damals neben mir, als ich Saturn (das Dressurpferd) in seinem Unterricht ritt. Das Pferd stand und ich sollte aus dem Stand antraben. Da sagte der General, ich solle nichts tun, nur dran denken und Saturn trabte los. Auch wenn der Herr General das sicher niemals Telepathie nennen würde, so habe ich doch 30 Jahre später diese Übung in meinen Pferdekursen wiederholt.

Im Jahr 2001 durfte ich zum ersten Mal bewusst spüren, wie es ist, wenn ein Pferd aus Liebe und Freundschaft die Führung übernimmt und fast eigenständig handelt. Auf Grund der vielen Erfolge war es soweit, dass ich meine erste Landesmeisterschaft mitreiten sollte. Im Jahr vorher hatte ich mir die Geländestrecke angesehen und festgestellt, dass wir das gut schaffen könnten. Was ich nicht ahnte, in dem Jahr fand die Meisterschaft erstmalig auf der neuen Anlage in Salgen statt und die Veranstalter wollten es sich natürlich nicht nehmen lassen, zu zeigen, was man hat. Die komplette Strecke war im Endmaß aufgebaut, mit den verrücktesten Sprüngen und Raffinessen. Ich hatte einfach nur die „Hose voll". Mein Coach ging am Vorabend mit mir die Streck ab und beruhigte mich, dass ich das doch locker schaffe. Ich war mir da nicht so sicher und fragte mich zum ersten Mal, warum ich mir so etwas antue, wenn ich einfach nur noch Angst spüre. Die Dressur am

Samstagmorgen lief gut wie immer, doch meine Anspannung steigerte sich ins fast Unerträgliche. Ab mittags lief die Geländeprüfung. Sie war schwer, denn immer wieder kam ein Reiter nicht im Ziel an, weil das Pferd zu oft verweigerte. Cosima stand wie immer völlig heiß in der Startbox, und stieg vor lauter „Hurra", als das Startzeichen ertönte. Im vollen Tempo raste sie los und zeigte nichts als blanke Freude an ihrem Tun. Es war, als ob sie mich mitriss, „komm, wir schaffen das!". Ich ließ mich völlig auf sie ein und meine Stute flog nur so über die Hindernisse. Meine letzte gedankliche Hürde war eine Kombination aus zwei Häusern, in die rein- und rausgesprungen werden musste und die zudem noch auf einem Hügel standen. Danach kamen nur noch ein Graben und zwei feste Sprünge, die eigentlich kein Problem waren. Als wir über die Häuserkombination hinweg waren, war ich so erleichtert, dass Cosima wohl den Eindruck hatte, die Arbeit sei getan. Am Graben verweigerte sie. Doch beim zweiten Anlauf war sie drüber und wir beendeten den Kurs mit 30 Strafpunkten. Ich war einfach nur glücklich und so stolz auf mein Pferd. Das Gefühl, das sie mir geschenkt hatte, konnte keinen Sieg wettmachen. Bei der vorherigen Vielseitigkeit verletzte sich Cosima bei einem Sprung am Vorderbein. Diese Verletzung war bei der anstrengenden Strecke wieder aufgeplatzt, was nicht wirklich schlimm war, aber für mich war klar, dass ich sie am nächsten Tag nicht noch durch den schweren Springparcours schicken muss. Wir hatten die schwere Strecke mit Bravour absolviert, das reichte. Von meinem Coach erfuhr ich später, dass nicht mal die Hälfte der Teilnehmer die Geländestrecke

beendet hatte und ich mit meiner „nur“ einen Verweigerung eine große Chance auf eine Platzierung gehabt hätte. Mir war das gleichgültig. Ein größeres Geschenk hätte mein Pferd mir nicht machen können.
Im Jahr 2002 ergab es sich dann, dass Mura zu uns kam. Wieder lauter kleine Zufälle, die es ermöglichten, dass dieses Pferd zu mir fand. Als wir sie abholten, war mir klar, dass mit ihr etwas ganz Besonderes in mein Leben kam. Mit meinem Turniergehirn dachte ich natürlich, mit ihr werde ich in der hohen Klasse starten. Selbst, als ich sie 2005 mit ins Rheinland nahm, dachte ich „Rodderberg- ich komme“. Das war eine sehr bekannte Vielseitigkeitsstrecke hier in der Nähe. Doch Mura war anders. Sie wollte nicht so gehen, wie ich das unter normalen reiterlichen Vorstellungen erwartete. Somit wurde der Nasenriemen enger geschnallt, als sie das Maul zu weit aufsperrte und als sie immer noch nicht ordentlich ging, packte ich den Schlaufzügel aus. Das ist ein sehr scharfer Hilfszügel. Doch irgendwie machte mir diese Sache Bauchschmerzen. Schon im Allgäu hatte ich immer das Gefühl, es auf eine andere Weise probieren zu wollen. Sanfter, nicht mit Zwang das Pferd durch das Genick stellen zu müssen. Die Hand hinstellen zu müssen und so lange zu treiben, bis das Tier nachgibt. Heute fällt mir da eher der Begriff „aufgeben“ ein für diese Methode zu reiten. Doch alle aus dem alten Stall hielten mich für bescheuert und ich wurde böse angegriffen, als ich es auf meine Art versuchte. Also habe ich die arme Stute doch lieber eng ausgebunden longiert, so wie alle das gemacht haben. Im Rheinland dachte man genauso. Wenn der Gaul nicht geht, muss für Abhilfe gesorgt

werden, bis er geht. Enger schnallen, Hilfszügel, stundenlang ablongieren, wenn es sein muss, auch mal mit der Gerte nachhelfen.

Wir trainierten auch schon für die ersten Turniere, die ich im Sommer gerne gehen wollte. Für das Vielseitigkeitstraining musste ich mit dem Hänger zum Nachbarstall fahren. So lange es nur zum normalen Unterricht ging, war das kein Problem. Mura ging prima in den Hänger und sprang so gut, dass der Trainier schon begeistert von der Landesmeisterschaft sprach.

Jawohl!!! Ziel erreicht!

Hier würde ich genauso erfolgreich sein, wie in Schwaben!

Kaum hatte ich das erste Turnier genannt, ging Mura nicht mehr in den Hänger. Nachdem wir mit Müh` und Not auf dem Turnier ankamen und nach Dressur und Springen eigentlich ganz gut im Mittelfeld lagen, stand sie dreimal am Wasser und wir waren raus.

Das hatte ich noch nie erlebt.

Im Sommer wandelte sich dann vieles in meiner Familie und ich hatte andere Sorgen, als mich um meine reiterlichen Erfolge zu kümmern. Erst im Winter wollte ich mit dem Training wieder neu beginnen.

Und dann kam alles anders. Die Schwierigkeiten mit meiner Tochter wurden so groß, dass ich mich entschied, sie in eine Einrichtung für autistische Menschen zu geben. Der Weg dahin war lang und hart und dauerte fast drei Jahre. Am Tag der Abreise meines Kindes verletzte sich Mura so schwer, dass ich wochenlang nicht wusste, ob sie diesen Unfall überleben wird. Was mir erst viel später bewusst wurde, war die

Rettung, die dahinter lag. Mein Pferd hat mich vor dem totalen Zusammenbruch bewahrt. Ich habe wochenlang nicht geschlafen und lag nachts stundenlang mit Panikattacken im Bett gefangen. Doch tagsüber versorgte ich mein krankes Pferd. Der einzige Ort, an dem ich mich ein bisschen wahrnehmen konnte. Kinder und Haushalt liefen wie im Nebel an mir vorüber. Nach zwei Monaten war Muras zerrissener Brustmuskel soweit verheilt, dass die Stute nicht mehr weiter angebunden in der Box stehen musste. Doch da kam in mir der Gedanke, sie decken zu lassen und ein Fohlen zu ziehen. Mein Verstand erklärte mir, dass dies unmöglich sei, da ich zwei Pferde nicht finanzieren könnte. Doch eine ganz deutliche Stimme aus meinem Bauch sagte mir, bis zu dem Zeitpunkt wäre es möglich und ich solle es auf jeden Fall tun. All das, was bis jetzt geschehen ist, hätte ich mir damals nie erträumen lassen, geschweige denn, für möglich gehalten. Also ließ ich Mura decken.

Mit all diesen Aktionen kam auch langsam wieder Leben in mein Sein. Durch die Verletzung begann ich, Mura ohne Sattel zu reiten. Ich hörte auf, sie zwanghaft in die erwünschte Position beim Reiten zu bringen, sondern fand viel feinere Mittel. Anja Beran und Philippe Karl traten so ganz „zufällig" in mein Leben. Ich studierte ihre Bücher und besuchte Lehrgänge. Eine völlig neue Welt eröffnete sich mir. Ich merkte, dass ich es von nun an anders machen wollte und verabschiedete mich ganz langsam innerlich von dem Gedanken, noch weiter Turniere reiten zu wollen. Ich spürte ganz deutlich, dass Mura das nicht mehr wollte. Meine Idee war natürlich, dass ihr Nachwuchs dann mein Top Pferd werden

würde. Immerhin hatte ich einen der besten Hengste aus der Vielseitigkeit als Vater ausgesucht.
Was wir eben immer so planen in unserem Kopf und glauben, somit beeinflussen zu können. Was nach der Veränderung meiner Reitweise und all den Schockerlebnissen auch immer öfters passierte war, dass ich Pferde immer mehr verstehen konnte. Doch das möchte ich im nächsten Kapitel erzählen.
Durch weitere Zufälle und immer mehr Gefühl kam zu Tage, dass es in dem alten Stall irgendwie nicht mehr passt. Ich wurde belächelt für meine neue Art zu reiten. Doch hier war mir das egal. Ich wusste nun, bloß weil die meisten ins gleiche Horn blasen, muss der Ton noch lange nicht stimmig sein. Meine Stute fing endlich an, zufrieden zu gehen. Ich hatte plötzlich ein neues Pferd, das zudem noch glücklich Mutter werden durfte. Im Laufe der Zeit baute sich eine tiefe Vertrautheit zwischen uns auf. Mir war bewusst, dass ich ganz viel falsch gemacht habe und das arme Tier zum Teil zutiefst gequält habe. Doch es war pure Unwissenheit. Oder auch reines Wissen aus dem Kopf heraus, ohne Herz. Nun führte uns mein Herz in einen Offenstall. Der erste Schritt in die Unvorstellbarkeit. So eine Haltung hätte ich mir vorher niemals vorstellen können. Heute ist es anders rum. Meine Stute begann aufzublühen, während ihr Sohn in einer Fohlenherde wie selbstverständlich lernte, wie Pferde miteinander umgehen. Aber schon nach einem Jahr Fohlenherde ergab sich die Möglichkeit, auch Mikado (Mika) mit in den Offenstall zu holen. So hatte ich dort zwei Pferde zum selben Preis wie zu vor eins. Hätte, hätte Fahrradkette....

Natürlich hatte ich, bzw. mein Verstand, eine ganz klare Vorstellung von der Ausbildung des jungen Pferdes. Wer mehr darüber erfahren möchte, schaut bitte auf www.youtube.de:
Das Wu Wei der Pferdeausbildung.
Mika lehrte mich, dass es auch ganz anders gehen kann.
Die erste Zeit ritt ich noch öfters in der alte Halle, um Mura noch dressurmäßig zu trainieren. Doch ich merkte immer mehr, dass dies auch im Gelände wunderbar möglich ist. Denn trotz aller Freiheitsliebe ist mir bewusst, dass ein Pferd die entsprechende Muskulatur trainieren muss, die das Gewicht des Reiters tragen kann. Ansonsten entstehen genauso Schäden am Körper, wie beim Menschen durch einseitige und falsche Arbeitshaltung.

Was ich mit dieser Geschichte erzählen möchte ist, dass mich heute viele dafür bewundern, mit welcher Leichtigkeit ich mit meinen Pferden umgehe. Doch das war nicht immer so. Natürlich sehe ich heute mit kritischem Auge auf all das, was in vielen Ställen abläuft und auf welche Art die Pferde gezwungen werden, Dinge zu tun, die sie vielleicht nicht freiwillig tun möchten. Doch bei allen Verurteilungen möchte ich jeden daran erinnern:

Wer frei von Schuld ist, werfe den ersten Stein...

Ich habe so viel gemacht, was ich hätte anders machen können, trotzdem stehe ich dazu, denn es macht mich zu der, die ich JETZT bin.

Wie oft im Leben verurteilen wir uns oder andere für etwas. Doch es sind Steine auf unserem Weg. Wir können sie auf andere werfen, wir können uns selbst steinigen oder wir können sie einfach nur als Steine, über die man klettern kann, erkennen. Dadurch werden wir stärker, gelassener und sammeln das, um was es vor allem geht ... Erfahrung.

Der Umgang mit den Pferden kann vieles in uns in Bewegung setzen, wenn wir uns der Idee öffnen: „Nicht ich bringe dem Pferd etwas bei, sondern das Pferd ist mein Lehrer!“

Allein beim Reiten trainiert der Reiter dem Pferd keine einzige neue Bewegung an. Alles entsteht aus dem natürlichen Verhalten der Tiere in der Herde untereinander.
Und so müssen auch wir eigentlich nichts Neues lernen. Wir dürfen das in uns wieder entdecken, was immer schon da war und da ist.

Vor einiger Zeit war ich auf einem wundervollen Meditationsabend in der Lichtakademie in Düsseldorf. Dort ging es um Heilung. Die Teilnehmer fragten ständig, was sie denn tun könnten, um der wahren Heilung näher zu kommen. Welche Methoden, welcher Weg, welche Aufgabe bringt sie dorthin, wo wahre Heilung stattfindet.
Genau das ist aber das Problem, wir glauben, dass wir „weg“ sind. Und dann machen wir einen noch größeren Umweg, um dort hinzugelangen, wo wir eigentlich

immer schon sind. Und so lange wir glauben, dass wir irgendwann ankommen werden, werden wir nicht ankommen.
Weil wir schon da sind...
Die Pferde haben, wie alle anderen Tiere auch, nicht die Idee im Kopf, irgendwo ankommen zu müssen. Sie sind in jedem Augenblick angekommen.

Der Weg ist das Ziel. Dieser Satz gilt, solange unser Kopf glaubt, dass er ein Ziel braucht. Ein Pferd braucht kein Ziel, ein Pferd ist, und genau das ist es, was wir von diesem wundervollen Tier lernen können. Denn eigentlich gibt es weder einen Weg noch ein Ziel. Es gibt immer nur das, was im Augenblick zu tun ist.

Die absichtslose Absicht

Licht und Schatten...

...oder entweder oder, oder sowohl als auch...?

Und natürlich hatte ich (und hat mein Ich) ganz viele Ziele. Als Kind wollte ich endlich groß werden, damit ich endlich selbst entscheiden kann. Als ich groß war, wollte ich endlich frei sein, damit ich tun kann, was ich will. Dann wollte ich endlich meinen Beruf haben, um Bestätigung zu erhalten. Dann machte ich ganz viele Fortbildungen, damit ich noch besser wurde. Und als ich die Spiritualität kennen lernte, wollte ich auch diese unbedingt erlernen, um noch mehr leisten zu können und ein lichtvolles Wesen werden. Als ich meine Rückführungstherapie gemacht habe, war mir klar, das ist die Lösung aller Probleme. Ich missionierte auf Teufel komm raus und war völlig baff, dass sich kaum einer für meine „weisen" Worte interessierte. Ich wurde Vegetarier und missionierte, dass Fleisch essen völlig ungesund sei. Ich hörte auf zu Rauchen und missionierte, dass nur in der gesunden Lebensweise und ohne Rauchen das wahre Heil liegt. In meinem ersten Buch, das ich über den feinen Umgang mit dem Pferd schrieb, gibt es ein Kapitel, wie unangenehm dem Pferd der Geruch von Zigarettenrauch ist. Doch bis vor kurzem hatte ich eine Reitbeteiligung für Mika, die ganz oft fürchterlich nach Rauch roch. Mich hat es gestört, und Mika hat sie trotzdem behandelt wie immer. Pferde können annehmen, was ist. Sie roch nach Rauch – Punkt!

In den letzten Jahren hat sich der Umgang mit der Esoterik soweit verändert, dass es sogar Menschen gibt, die sagen, dass alles Manipulation ist. Jeder Engel, jedes heilige Zeichen (Om, das Kreuz, die Blume des Lebens etc.). Nur der Anschluss, das eigene höhere Selbst, wäre die reine Wahrheit. Tja, da hat jemand erfolgreich jahrelang tiefe Gefühle auf seinem Meditationskissen mit der Blume des Lebens erfahren und nun war das alles Einbildung!...?

Als ich das erfuhr, war ich wochenlang einfach nur verwirrt. Ich ließ den Zustand der Verwirrung zu, weil mein Gehirn sowieso keine Lösung parat hatte.

Den ähnlichen Zustand hatte ich gleichzeitig in meiner Pferdesituation. Ich war umgezogen und hatte nun 20 Minuten Weg, um zu den Pferden zu fahren. Außerdem wurde uns allen der Stall gekündigt, sodass wir in absehbarer Zeit sowieso umziehen sollten. Ich hatte ständig im Kopf, dass ich mich kümmern muss, damit ich einen Stall bekomme. Doch mein Bauch hatte den gleichen Abwarten-Modus, wie in der anderen Situation. Ein Jahr zuvor hatte mir die Gräfin aus Satzvey ihre Pläne für einen neuen Stall erzählt. Sie zeigte mir den Ort, wo der Stall hin sollte und ich fühlte mich sofort angekommen. Als ich dann nachfragte, ob der Stall fertig sei und ob zwei Plätze für mich frei seien, stellte sich heraus, dass dort leider ein Hengst mit untergebracht ist, was in der Konstellation mit Mura nicht ging. Wieder und immer wieder fuhr ich über ein halbes Jahr lang durch Satzvey und hatte das Gefühl, dass meine Pferde dort stehen werden. Und dann klingelte irgendwann das

Telefon, der Hengst sei ausgezogen, ob ich denn noch Interesse an den Boxen hätte......
Weil ich mich auf mein Bauchgefühl verlassen hatte, ersparte ich mir viel Stress und Gedankenchaos.
Und so geschah es, dass ich im selben Sommer eine Kollektivaufstellung veranstaltete. Ich werde im nächsten Kapitel genauer auf die Aufstellungsarbeit eingehen. Bei einer Kollektivaufstellung wird nicht mit dem Thema einer einzelnen Person gearbeitet, sondern Themen, die uns alle betreffen. Eine Teilnehmerin bat mich, das Thema Musik aufzustellen.
Immer wieder liest und hört man, dass Musik von Mozart, Meditationsmusik etc., eine sehr positive Wirkung auf unseren Körper haben soll. Ebenso, dass Techno, Rock und Heavy Metall sehr schädlich für unsere Zellen seien. Unsere Aufstellung zeigte aber ein ganz anderes Bild. Es zeigte, dass klassische Musik einfach nur klassische Musik ist und Heavy Metall, eben einfach Heavy Metall. Nur wenn ich das eine gut oder das andere schlecht empfinde, ist es auch gut oder nicht gut für mich. Somit passt der Spruch:

Die Welt ist das, was ich von ihr denke!

Wobei man für „Welt" jedes beliebige etwas einfügen kann. Was möchte ich damit sagen? In unserer Welt sind wir es gewohnt, immer in gut oder schlecht, richtig und falsch, gut oder böse zu unterteilen. Was wir nicht bedenken und ich bis dahin auch nicht wirklich bedacht habe, dass das eine das andere bedingt. So wie das Yin Yang uns das Licht im Schatten und den Schatten im

Licht zeigt, so können auch wir nur den Sonnenschein schätzen, wenn es auch wolkig und regnerisch sein darf.
In der Esoterik, die uns vor allem immer mehr in den Medien vorgestellt wird, geht es immer darum, lichter zu werden. Wir sollen unsere alten Probleme – den Schatten – loslassen und uns auf das Licht konzentrieren. Positives Denken, lichtvolle Affirmationen und die Vermeidung von „negativen“ Worten versprechen den Weg zur Erleuchtung zu verkürzen. So kann ich mir jeden Tag sagen: „Ich bin ein glücklicher Mensch frei von Unzufriedenheit und Leid!“
Wow! Was ist aber, wenn all meine Zellen sich an das Leid meiner Vorfahren noch erinnern? Wenn ich nicht sehen will, dass meine Großmutter ihre wahren Bedürfnisse nicht leben konnte, da das in ihrer Zeit unmöglich war. Dass mein Vater in seiner russischen Gefangenschaft so viele schreckliche Dinge erlebt hat, dass er nie wirklich aus seiner Depression gefunden hat. Und dann stehe ich morgens im Bad und trällere meine positiven Worte. Innerlich zeigen mir meine Zellen einen Vogel.
So lange ich meine Schatten nicht in mein Leben integriere, sondern versuche, sie zu überdecken oder vielleicht sogar loszulassen, ist es unmöglich, frei zu sein. Wo Licht ist, ist auch Schatten und somit sind auch wir Licht und Schatten. So lange wir versuchen, immer gut zu sein, werden wir uns für alle emotionalen Ausrutscher schuldig fühlen.

Ein Pferd fühlt sich nicht schuldig. Wenn es Angst hat, hat es Angst und wenn es austritt, weil ihm jemand zu sehr auf die Pelle rückt, wird es sich niemals dafür entschuldigen, denn es hat in dem Moment aus seinem Sein reagiert.

Wenn wir unserem Kind eine Ohrfeige geben, dann machen wir das entweder, weil wir völlig überfordert sind und uns nicht mehr anders gegen die Macht des Kindes zu wehren wissen oder weil wir damit erreichen wollen, dass es gewisse Dinge nicht mehr macht. Beides ist völlig wirkungslos und bewirkt höchstens, dass wir uns schlecht fühlen. Doch Kinder machen genau das, sie überschreiten Grenzen. In der Pferdeherde wird das schnell geklärt. Ein Tritt, ein Biss und später nur noch ein Blick und die Grenzen sind wieder klar.

Das soll nicht bedeuten, dass wir uns gegenseitig schlagen sollen. Wir haben nur völlig verlernt, unsere eigenen Grenzen zu spüren. Somit übertreten wir ständig die Grenzen der anderen und verteidigen unseren eigenen persönlichen Raum um uns herum nicht ordentlich. Darum machen uns die natürlichen Grenzüberschreitungen des Kindes total wütend und wir reagieren völlig unangemessen.

Wieder ein wundervoller Bereich, den wir vom Pferd lernen können. Ein Pferd überlegt nicht, ob es angemessen ist, dem anderen zu zeigen, dass er einem zu nah ist und welche Konsequenzen daraus resultieren könnten. Es hat auch keine Angst vor Mobbing. Der Neuling in der Herde wird so lange „gemobbt", bis er seinen entsprechenden Platz gefunden hat.

Als ich Mura in den Offenstall gestellt habe, wurde sie die ersten Tage nur getrieben von den anderen. Danach durfte sie in entsprechendem Abstand mit der Herde grasen. Eines Tages beobachtete ich, wie Fave, der Älteste der Herde, ganz ruhig an ihr vorbei lief, sich hinter sie stellte und sie somit in die Herde einschloss. Es war ein ganz besonderer Moment, denn ich spürte, wie Mura in der Energie dieser Herde ankam. Von nun an war es selbstverständlich, dass sie mit den anderen lief und schon bald graste sie mit Fave Kopf an Kopf. Dieser Prozess benötigte seine Zeit und war für alle Anwesenden normal. Somit war das Verhalten der Pferde weder gut noch schlecht.

Aber wir Menschen beobachten die Situation von außen und stellen fest, dass wir gar fürchterliches Mitleid mit dem armen Pferd haben. Und wir verurteilen das „ungerechte“ Verhalten der anderen Pferde. Doch wie verhalten wir uns, wenn ein Neuling ins Büro kommt? Manch eine(r) stürmt auf den Neuling zu und bietet gleich überschwänglich seine Hilfe an und wundert sich, warum dieser sich zurückzieht. Dass dies eine Grenzüberschreitung sein könnte, sehen wir kaum. Vielleicht ist dem Neuen die Situation unangenehm, vielleicht ist er sich noch gar nicht sicher und er hat Angst, etwas falsch zu machen. Vielleicht braucht er einfach Zeit, um anzukommen?!? Sich einzufühlen, wie die anderen so ticken, was wessen Aufgaben sind und welche Regeln an diesem Ort herrschen. Für die Pferde ist der Weg dorthin ganz selbstverständlich. Nur wir Menschen haben verlernt, miteinander umzugehen. Wenn jemand seltsam reagiert, finden wir diesen Menschen schnell „doof“. Wir hinterfragen nicht, warum ist dieser Mensch so, wie er ist. Und vor allem fragen wir nicht, warum reagiere ich so, wie ich reagiere.

Denn wir reagieren nicht richtig oder falsch, wir reagieren so, wie es unser Gehirn auf Grund all der gemachten Erfahrungen und inneren Vorschriften vorgibt. Und das hat noch nicht mal etwas mit gesundem Menschenverstand zu tun, sondern wird auf den unteren Gehirnebenen entschieden, bevor es überhaupt an unser Bewusstsein gelangt.

Vorschriften sind Schriften vor meinen Schriften,

doch wie sollen meine Schriften den Vorschriften entsprechen,

wenn die Vorschriften

nicht beschriften,

was danach kommt?

Diesen Text schrieb ich als junge Frau, als ich von einem Kollegen ziemlich hintergangen wurde und nicht verstehen konnte, warum ich so abgemahnt wurde für etwas, was ich selbst gar nicht veranlasst hatte. Denn in den meisten Fällen versuchen wir mit dem Verstand etwas zu (er)klären, was unser Herz ganz anders sieht.

- Warum sind alle so gemein zu mir?
- Wie konnte er so etwas sagen?
- Wenn ich die sehe, geht mir schon der Hut hoch?
- Das ist ein arroganter „Fatzke“!
- Männer wollen immer nur das „Eine“!
- Frauen sind viel feinfühliger als Männer!
- Wenn man mit nassen Haaren raus geht, bekommt man eine Erkältung!
- Wer fremdgeht, lebt in einer unglücklichen Beziehung.
- ... und ist natürlich ein Schwein... (auch wenn der Partner schon seit Jahren die Bedürfnisse nicht mehr erfüllt)
- Die optimale Boxengröße für ein Pferd ist 3,5x3,5 Meter.
- Der durchschnittliche Intelligenzquotient liegt bei 100.

Somit sind die Menschen, die darunter liegen, die Doofen und die darüber die Intelligenzbestien. Dabei haben sie trotzdem beide mehr oder weniger viele Probleme, genauso, wie alle anderen auch. Wieso können intelligente Menschen nicht auch besser mit

ihren Gefühlen umgehen? Im Gegenteil, oft sind die Menschen, die mit wenigem auskommen müssen, wesentlich glücklicher, da sie nicht so viele, Sorgen haben, was sie alles verlieren könnten. Es gelingt ihnen sogar, mehr Dankbarkeit zu zeigen. Da träumen alle davon, irgendwann im Leben im Lotto zu gewinnen und eigentlich macht das gar nicht wirklich glücklich? Was ist denn dann an einem Lottogewinn gut? Oder schlecht.
Gar nichts. Der Lottogewinn ist einfach nur der Lottogewinn. Dem Pferd ist es völlig egal, ob man Millionär oder Hartz-IV-Empfänger ist. Im Gegenteil, wenn es wählen könnte zwischen einem Turnierreiter mit einem IQ von 100, der mit allen Mitteln, mit oder ohne Gewalt versucht, erfolgreich zu sein und einem traumatisiertem Mädchen, das nichts anderes möchte, als mit dem Tier Zeit zu verbringen....
Und wieder möchte ich darauf hinweisen, dass es für mich absolut notwendig war, meine Erfahrungen sowohl im Bereich des absoluten Erfolges als auch im Misserfolg mit der Auswahl meiner Methoden zu machen. Wer mag denn nun urteilen, was gut und was schlecht ist.

Die Dosierung und der Moment sind in der Homöopathie der ausschlaggebende Punkt für die Möglichkeit der Heilung. So kann das größte Gift zur Heilung führen und auch zum Tod.

Doch was es zu erkennen gilt ist, dass wir uns in den meisten Fällen selbst vergiften, durch all das, was wir in unserem Kopf erleben, glauben und zu unserem Lebensfilm gestalten.

Achte auf Deine Gedanken, denn sie werden Worte. Achte auf Deine Worte, denn sie werden Handlungen. Achte auf Deine Handlungen, denn sie werden Gewohnheiten. Achte auf Deine Gewohnheiten, denn sie werden Dein Charakter. Achte auf Deinen Charakter, denn er wird Dein Schicksal.

Talmud
»Lehre«, Sammlung der Gesetze und religiösen Überlieferungen des Judentums nach der Babylonischen Gefangenschaft

Systemische Aufstellung

Als ich im Jahr 2001 meine Praxis im Allgäu eröffnete, hatte ich eine Kollegin, die dort regelmäßig systemische Familienaufstellungen anbot. Ich fand die Arbeit faszinierend, stellte selbst eigene Themen auf, war mir aber sicher, dass das nichts für mich ist. Zwei Jahre später änderte sich meine familiäre Situation, gleichzeitig bot mein Ausbilder des Inner Clearings ein Schnupperwochenende für Familien- und Konfliktaufstellungen mit Marlies Holitzka an. Aus dem Schnuppern wurde eine große Leidenschaft und nach der zweijährigen Ausbildung hatte ich eine wundervolle Bereicherung zu meiner Arbeit mit dem Körper und den Rückführungen gefunden. Jedoch habe ich bis heute nicht gelernt, diese Arbeit genau zu erklären und bislang auch noch keinen anderen Menschen getroffen, der das kann.

Es ist in etwa so, wie mit der Erklärung, wie es ist, ein Kind zu bekommen. Oder einem Afrikaner Schnee zu beschreiben. Man muss es gesehen haben, man muss es erlebt haben.

Das darüber reden macht die Aufstellungsarbeit immer etwas abnorm, unheimlich, in manchen Fällen vielleicht sogar irgendwie esoterisch „abgefahren".

Mechanisch gesehen soll durch eine Aufstellung das innere Bild einer Situation, eines Problems oder Konflikts, den ein Mensch in sich trägt, im Außen dargestellt werden. Andere Leute, die sogenannten Stellvertreter, stellen sich zu Verfügung, die entsprechenden Rollen derjenigen zu übernehmen, die mit dem inneren Thema des Aufstellers zu tun haben. Der Aufsteller stellt die Personen ins Bild, also im Raum auf, und nimmt dann selbst Platz. Somit kann er „von außen“ beobachten, was sich in seinem Inneren abspielt.

Das Besondere an den Aufstellungen ist, ist dass die Stellvertreter in den meisten Fällen ziemlich treffend nachempfinden können, wie es der entsprechenden Person, in dessen Rolle sie stehen, tatsächlich geht. Aus diesem Grund ist es möglich, dem Aufsteller darzustellen, wie es den Personen in der Situation geht und wo mögliche Lösungen liegen können. Oftmals treten heftige Gefühle, die oft unbewusst seit langer Zeit unterdrückt wurden, hervor und können und dürfen nun endlich gefühlt werden. Spannenderweise nicht nur vom Aufsteller selbst, sondern auch von den Stellvertretern.

In den meisten Fällen sind die Personen, die zum ersten Mal in einer Rolle stehen, völlig erstaunt, wie tief die Gefühle sind. Plötzlich steht man vor einem Mann und fühlt Millionen Ameisen im Bauch und tausend Herzchen fliegen durch die Luft. Allen Zuschauern ist klar, der „Opa“ hatte eine große Liebe, die niemals wirklich gelebt werden durfte.

Aber es kann auch sein, dass Ekel, Wut, Angst gefühlt werden und klar machen, dass es Erlebnisse gibt, die vielleicht verdrängt wurden, über die nie geredet wurde oder die bewusst in Vergessenheit geraten sind.

Die Aufgabe der Systemischen Aufstellungsarbeit ist nicht, spektakuläre Geschichten ans Tageslicht zu bringen, sondern nicht gelebte Gefühle endlich fühlen zu dürfen und somit Ordnung in sein inneres Gefühls- und Gedankenchaos zu bringen. Das wird möglich durch das

Aussprechen, was gefühlt wird und durch eine Umsortierung im System, damit jeder, der dazu gehört, auch wieder auf seinem eigentlichen Platz stehen darf. Dadurch entsteht Entspannung, die von allen Anwesenden deutlich gespürt werden kann.
Im hinteren Teil des Buches werde ich einige Aufstellungen beschreiben, damit man sich zumindest ein Bild machen kann, was vonstattengehen kann, doch wird es niemals möglich sein, nur mit Worten zu erklären, was eigentlich nur gefühlt werden kann.

Vor meinen Aufstellungen erstelle ich mit dem Aufsteller ein sogenanntes Genogramm. Das ist ähnlich wie ein Stammbaum. Allerdings kommen wichtige Personen, wie z.B. vergangene Lieben, Abtreibungen, Fehlgeburten, Geliebte etc. auch mit dazu. Dabei ergibt sich schon der erste Überblick, wo mögliche Ursachen für eine Blockade im Leben eines Menschen liegen können.

Für mich kommen drei grundsätzliche Ursachen für die Aufgaben, die wir im Leben zu meistern haben, in Frage.

Jeder von uns erlebt, mehr oder weniger, traumatische Erlebnisse. Bereits die Geburt ist ein meist sehr traumatisches Ereignis. Erst in den letzten Jahren wächst das Bewusstsein, dass das Leben nicht erst mit der Geburt beginnt. Das Wesen, die Seele, die den neuen Körper beleben wird, ist von Anfang an dabei. Medizinisch wissen wir, dass das Kind bereits im vierten Monat hören kann. Doch in vielen Rückführungen erlebte ich mit Klienten bereits auch die Inkarnation. Das bedeutet, dass das ungeborene Kind auch alles erlebt, was die Mutter erlebt. Alle Gefühle in uns werden von Hormonen gesteuert und alle Hormone fließen durch die Nabelschnur ungehemmt auch durch das Baby. Wir bekommen alles ab, ungefragt. Noch vor 30 Jahren wurden die Kinder nach der Geburt, von allem, was bisher im Bauch der Mutter Sicherheit gab, getrennt, in ihr Bettchen gelegt und ins Kinderzimmer geschoben. „Bonding“, die natürliche Bindung, die direkt nach der Geburt zwischen Mutter und Kind entsteht, fand nicht statt.

Vor kurzem hatte ich eine Rückführung, in der sich die Klientin erinnerte, dass sie bei ihrer Geburt zuhause sofort in ihr Bettchen in der Ecke gelegt wurde und die Mutter erst mal die „Sauerei“ wegputzte.

Babys und kleine Kinder werden nicht respektvoll, wie jeder von uns es sich wünscht, behandelt, sondern wie dumme Wesen, mit denen man völlig irre Konversationen führt:

„Guck mal, das ist ein Wauwau!“; „Sag mal fein Adda“ oder noch besser, „tu mal schön Adda machen“.

Mein knapp dreijähriger Sohn saß in der Rückentrage bei einer Bergtour. Ich hatte ihm in seine Trinkflasche Wasserkefir in den Saft gemischt, da ich dachte, das sei gesund für ihn. Meine Kinder hatten aus der vollen Windel das Wort „Bähhose“ gemacht. Als mein Sohn den Saft trank, sagte er: „Mama, das schmeckt nach Bähhosensaft!“

Wenn wir im Kleinkindalter über Jahre hinweg wie unterentwickelte Wesen behandelt werden, die nicht sprechen dürfen, wenn sogenannte Erwachsene sich unterhalten, brauchen wir uns nicht wundern, wenn wir uns auch später als großer Mensch nicht mehr trauen, das Wort für uns zu beanspruchen. Geschweige denn, das zu sagen, was man tatsächlich denkt. Zu oft hat man dafür als Kind eine Rüge oder auch mehr erhalten.

Das sind in unseren Augen nur kleine traumatische Erlebnisse, die aber trotzdem enorme Auswirkungen auf unser Leben haben können, wie viele Aufstellungen zeigen.

Doch leider erleben die meisten von uns auch größere Traumen, vom Verlust eines geliebten Menschen bis hin zu körperlichem und seelischem Missbrauch.

Alle Erlebnisse verändern uns, nehmen uns unsere Leichtigkeit und den Mut, neugierig durch unser Leben zu gehen. Wir sehen Probleme nicht als Aufgaben, sondern ziehen den Kopf ein und drücken die Gefühle, die so schmerzhaft sind, in die tiefsten Ecken unseres Unterbewusstseins. Die Folgen sind sich ständig wiederholende Probleme im Umgang mit unseren Mitmenschen, im Job oder in der Familie. Wir werfen den anderen vor, ungerecht und lieblos mit uns umzugehen und erkennen nicht, dass wir das in unserem Inneren längst seit Jahren mit uns selbst betreiben und das Außen nur ein Spiegel unserer unglücklichen Innenwelt ist. Ein weiterer Weg, um die inneren Spannungen zu kompensieren, geht über den Körper. Unser Herz kommt aus dem Takt, da es keine wahre Liebe von seinem „Bewohner“ empfängt. Der Rücken kann all die Last der Gefühle nicht mehr ertragen. Oder der Bauch hat einfach „Schiss“. Körperliche Symptome sind immer ein Ausdruck von ungeklärten Situationen in

unserem Innern, die uns lehren wollen, uns neu zu entdecken. Egal in welcher Form, denn auch der Körper, mit all seinen Facetten, sei es die Form, das Aussehen oder das Befinden, ist nur an unserer Entwicklung und der Erkenntnis unseres Selbst interessiert.
Oft ist es sinnvoll mit Hilfe einer Rückerinnerung zu erkennen, wo die schmerzhaften Erlebnisse in der Kindheit liegen. Auch ist die körperliche Arbeit wie Massage, Klangmassage, Osteopathie, Craniosacrale Intergration oder auch ein Bodytalking sinnvoll, um den Zellen die Möglichkeit zu geben, die Spannungen der gespeicherten Erinnerungen zu lösen.
Gleichzeitig ist es auch möglich, die aktuelle Situation, die die Gefühle und Probleme auslöst, mit einer Aufstellung „in Ordnung“ zu bringen. Plötzlich wird klar, dass es nicht die Anerkennung des Chefs ist, nach der man sich so sehr sehnt, sondern das lobende Wort des Vaters, das nie kam. Oder man erkennt, dass die Überlastung nicht die Verantwortung für die eigene Familie ist, sondern dass das Kind in uns immer noch versucht „lieb“ zu sein, um von anderen gesehen zu werden.
Es ist (leider) wissenschaftlich erforscht worden, dass Kinder, die nur Nahrung, ohne Körperkontakt oder Zuneigung erhalten, sterben.
Was die wenigsten ahnen, ist aber, dass wir fast alle dieses hungrige Kind in uns haben. Wir machen die „dollsten Dinger“, um ein wenig Anerkennung zu bekommen. Wir mobben andere, um selbst besser da zu stehen. Wir betteln um Liebe, auch wenn wir wissen, dass sie nur geheuchelt ist. Wir trinken zu viel Alkohol,

rauchen zu viel, kaufen zu viel ein und füttern uns mit Schokolade, um irgendwo in uns die heiß ersehnten Endorphine (Glückshormone) zu aktivieren.
Doch wir sind auf dem Holzweg. Wenn wir den Mut finden, all die alten Verletzungen anzusehen, auszusprechen und dort stehen zu lassen, wo sie eigentlich hingehören, haben wir die Chance, den ersten Schritt in die Freiheit zu machen. Wenn man manche Erwachsene beobachtet, wie sie miteinander umgehen, gleicht das sehr einem Kindergarten. Damit möchte ich nicht behaupten, dass diese Menschen sich kindisch benehmen. Es wäre schön, wenn wir uns öfters erlauben würden, kindlich zu leben. Das Kind in uns zu erleben. Die Verhaltensweisen haben sich aber nicht verändert. Es geht immer noch um den Besitz eines Spielzeugs. Um die Anerkennung, wer der Bandenchef sein darf. Wer dem anderen etwas kaputt gemacht hat und keiner war es. Wir leben die gleichen Ungerechtigkeiten, die gleichen Anschuldigungen und das Unvermögen, eine Situation in Frieden zu lösen. Der Oberboss schreit immer noch die Schwächeren an, der Zurückhaltende traut sich immer noch nicht, den Mund aufzumachen und gepetzt wird später über sämtliche Netzwerke, die zur Verfügung stehen.
Wo ist da der Unterschied?
Wir leben als Erwachsene genauso weiter, wie wir es als Kind getan haben. Als Kind waren wir abhängig, haben viele Ungerechtigkeiten erlebt, da unsere Eltern, Lehrer etc. selbst noch wie verletzte Kinder leben. Die meisten Eltern geben tatsächlich ihr Bestes und wollen auch unser Bestes, so wie wir auch unser Bestes für unsere

Kinder geben wollen. Und trotzdem passiert es auch uns, dass wir ungerecht zu unseren Kindern sind, überfordert sind und dadurch oft auch hilflos. Hilflos, wie damals als Kind, als wir uns nicht zu wehren wussten. Wir verpassen den Übergang, tatsächlich erwachsen zu werden, groß zu sein und aus unserer „Größe“ heraus zu leben, zu fühlen und zu handeln. Somit hat jeder von uns mehr oder weniger traumatische Erlebnisse in sich und seinem Körper verankert.

Diese können anhand einer Systemischen Aufstellung aufgedeckt werden. Der erwachsene Aufsteller kann erkennen, welche Gefühle tatsächlich hinter einer Situation stecken, die uns so unlösbar erscheint. In den meisten Fällen wiederholen unsere Mitmenschen für uns nur die Verhaltensweisen, die wir als Kind erlebt haben. Das bedeutet, mein Gegenüber löst in mir Gefühle aus, die NICHTS mit ihm zu tun haben.

Ein schönes Beispiel hatte ich bei einer Aufstellung, als eine junge Frau erklärte, dass ihr seit Jahren ein junger Mann nicht aus dem Kopf geht, er aber nie wirklich auf ihre Annäherungen reagiert. Bei der Aufstellung stellte sich heraus, dass er in ihr das Gefühl, Angst vor Zurückweisung, hervorrief. Doch eigentlich hatte sie diese Zurückweisung längst erlebt und erkannte, dass diese Schmerzen schon als Kind in ihr waren und mit dem Mann nichts zu tun hatten. Er hatte sie nur wieder hervorgelockt.

Wenn wir den Mut haben, diese längst erlebten Schmerzen anzusehen, nochmal zu fühlen und wahrzunehmen, ist es möglich zu erkennen, dass sie nur in uns selbst sind und nur dort geheilt werden können. Und dann kann auch kein anderer sie mehr in uns auslösen.

Der nächste Punkt der Ursachen für die Aufgaben unseres Lebens ist unsere Ahnengalerie, mit all ihren Geschichten und Geheimnissen.
Mittlerweile konnte nachgewiesen werden, dass traumatische Erlebnisse vererbt werden. Dazu gibt es vielerlei Berichte im Internet, in denen z.B. das Sperma von gestressten Mäusen Veränderungen in der Erbinformation aufzeigte, die auch in der nachfolgenden Generation, die nicht gestresst wurde, nachgewiesen werden konnte. Wenn wir uns nun erlauben darüber nachzudenken, was unsere Eltern und/oder Großeltern im Zweiten und Ersten Weltkrieg alles erleben mussten, wissen wir, dass wir doch ganz viel damit zu tun haben. Plötzlich wird klar, wo die verschiedenen Ängste, z.B. vor Dunkelheit oder Sirenengeheul herkommen können.
Ich hatte selbst erst vor kurzem ein spannendes Erlebnis. Bei dem Starkregen und anschließenden Hochwasser in diesem Sommer sprang auch bei mir Zuhause ständig die Elektrosicherung raus. Letztlich konnte mir rein vom Verstand gesehen nichts passieren außer, dass mein bisschen Gefriergut auftaut. Doch erfasste mich eine tiefe Panik, die mir erst unerklärlich erschien. Wie immer machte ich meine Runde in den Wald, da ich dort die meiste Klarheit finden kann. Und bald wurde mir klar, dass meine Mutter und meine Großmutter im Luftschutzbunker viele Male Stromausfall erlebt hatten und dabei jedes Mal um ihr Leben bangen mussten. Genauso fühlte sich die Panik in mir auch an. Als ich das erkannte,

wurde es schlagartig besser und mit einer ausgewechselten Sicherung war das Problem auch sofort behoben.
Das nur als Beispiel, damit wir erkennen, dass es unendlich viele Geschichten gibt, die wir in der Information unserer Gene mit uns herumtragen, die eigentlich nicht wirklich was mit unserem Leben zu tun haben. In den meisten Fällen kommen diese „fremden" Gefühle irgendwann zu Tage und man bekommt Probleme, für die man keine Erklärung hat. Oder man erlebt tatsächlich die Dinge, die schon die Großmutter erlebt hat. Eine ungelebte Liebe. Der Verlust eines Kindes. Die Schwermut des Großvaters. Beispiele gibt es unendlich viele. Manchmal so dramatisch, dass über Generationen in einer Familie Menschen im gleichen Alter sterben, Kinder ihre Mütter im jugendlichen Alter verlieren oder ähnliches. Oder man verfolgt Ideale, Glaubensrichtungen oder Träume, die nicht von einem selbst kommen. Doch wenn ich erkenne, dass die Träume von der großen Freiheit gar nichts mit mir zu tun haben, sondern eigentlich von meiner Großmutter geträumt wurden, dann kann ich es von nun an bleiben lassen und meine eigenen Träume leben.
Des Weiteren gibt es oft Geschichten und Zugehörige in den Chroniken der Familie, die verschwiegen oder gar gemieden werden. Ein uneheliches Kind, ein Freitod, eine Zwangsheirat und vieles mehr. In fast jeder Familie finden sich spannende Zusammenhänge, die deutlich machen, warum die Nachkommen so leben, wie sie eben leben und es ihnen so geht, wie es ihnen geht.

Was uns alle gemeinsam betrifft, ist die Tatsache, dass wir alle Nachkriegskinder sind. All die vielen traumatischen Erlebnisse unserer nahen Vorfahren sind immer noch in unseren Zellen aktiv. Die Bombenangriffe, die Angst, die Zerstörung, der Verlust, die Flucht, die Kriegsgefangenschaft, der Hunger, die Not.

Um die Not zu wenden, ist es notwendig hinzusehen.

In ganz vielen Fällen erlebe ich, dass vor allem die Sehnsucht nach Anerkennung und Liebe ein Thema ist. Doch in der Nachkriegszeit haben sich die meisten Menschen keine Gefühle mehr erlaubt. Somit haben unsere Mütter und Großmütter gar nicht gelernt oder verdrängt, wie es ist, sein Kind einfach zu lieben. Härte und Strenge war normal. So oft habe ich schon gehört: „Die paar Ohrfeigen haben mir nicht geschadet!" Ganz sicher? Und woher kommt dann die Migräne, die Verstopfung oder welches Symptom auch immer? Wieso sind wir so heiß drauf, die Geschichten unserer Nachbarn zu hören und weiter zu erzählen? Weshalb sind die erfolgreichsten Zeitschriften die mit Klatsch und Tratsch über andere Menschen? Es tut uns gut zu sehen, dass es anderen auch schlecht geht. Dass man nicht alleine ist mit seinem Schicksal, mit seiner Trauer und dass es Menschen gibt, denen es eben noch schlechter geht. Wir kommen gar nicht auf die Idee, dass es uns auch gut gehen darf. Dabei geht es uns so gut! Wir haben alles.

Ein Dach über dem Kopf, jeden Tag etwas zu essen, genügend Kleidung, einen Fernseher, ein Handy...
Warum leiden wir trotzdem so sehr? Denn wenn man durch ein sogenanntes Neubaugebiet geht, in dem junge Familien ihr Leben aufbauen, ein Häuschen, ein, zwei Autos, beide einen Job, sind diese Menschen tatsächlich glücklich und voller Dankbarkeit?
Weil uns die Ohrfeigen, die Missachtung, die Unterdrückung des Kindes in uns, durch Erwachsene, die selbst nichts anderes als Unterdrückung kennen gelernt haben, immer noch so sehr weh tun.
Jeder Mensch, der als Kind geschlagen wurde, hat gelitten und dieses Leiden ist nicht weg, nur weil diese Erinnerung nicht mehr weh tut. Wir leiden weiter, weil wir als Kind beschlossen haben, diese Gefühle nicht mehr zuzulassen. Doch wenn man sich vor einem Gefühl verschließt, verschließt man sich letztlich vor allen anderen auch. Hingabe und freie Liebe unseren Mitmenschen gegenüber werden dann unmöglich. Und eigentlich stehen vielleicht nur ein paar Ohrfeigen dahinter, erhalten von einem Vater, der noch viel mehr geschlagen wurde, von einem Großvater, der in Gefangenschaft misshandelt wurde.

Wie lange wollen wir diese Schleifen noch fortführen?

Ein wundervolles Buch über die Erlebnisse und deren Folgen unserer Eltern und Großeltern ist „Die vergessene Generation“ von Sabine Bode, sowie auch alle anderen Titel von ihr. Sie hat über Jahre die psychischen Folgen der Kriegserlebnisse recherchiert

und aufgeschrieben. Ihre Bücher machen klar, wo unsere Schatten in den Familien liegen und warum sie so vehement vertuscht werden.
In der Aufstellungsarbeit werden die Themen angesehen, ausgesprochen und dürfen an den Ort zurückgegeben werden, an den sie gehören. Es ist nicht mehr notwendig für die Großmutter zu hungern, für den Vater die Trauer zu tragen oder das Geheimnis des verlorenen Bruders der Mutter zu verdecken.
Aus diesem Grund ist das Genogramm, mit allen zugehörigen Personen so wichtig. Denn am Schluss der Aufstellung darf jeder an seinem Platz stehen und die Ordnung wird wieder hergestellt.
Beispiel: Früher war der Tod eines Kindes „normal". Somit kann es sein, dass der erste Sohn gestorben ist und man nicht mehr groß darüber geredet hat, denn dadurch, dass in jeder Familie Verluste vorkamen, war das „sich zusammenreißen" gang und gäbe. Nun wird ein zweiter Sohn geboren und wie der Erstgeborene erzogen und meistens folgen noch weitere Geschwister. Dieser vermeintlich Erstgeborene wird nun groß und versucht unbewusst, dem Anspruch seiner Eltern gerecht zu werden und ein guter Nachfolger zu werden. Doch brodelt in ihm ein Gefühl am falschen Platz zu stehen, den Aufgaben nicht gerecht werden zu können, den Hof des Vaters zu Unrecht übernommen zu haben. Dessen Sohn entwickelt sich gut, macht einen guten Abschluss und wird letztlich Abteilungsleiter einer großen Firma. Trotzdem fühlt der Sohn sich im Job überfordert, bis er schließlich mit der Diagnose „Burn out" im Krankenstand landet.

Wenn man all diese Überlastung in der Familie zurück geben darf und der verstorbene Bruder des Vaters an seinen Platz gestellt wird, kann der Vater endlich erkennen, dass er niemals für die Aufgabe des Erstgeborenen verantwortlich war und die Last kann verschwinden. Oft erleben die Stellvertreter der Eltern des Vaters auch endlich die Trauer, die nie wirklich gelebt wurde. All diese Gefühle und Energien lösen sich vom Sohn, der natürlich der Aufgabe als Abteilungsleiter gewachsen wäre, wenn er in seiner Kraft leben könnte, und nicht noch den Ballast seiner Vorfahren mit sich rumschleppen würde.
Dies nur als ein Beispiel, wie sich die Geschichten unserer Vorfahren auf unser Leben auswirken können. Der Ablauf einer Aufstellung wird gleich weiter unten beschrieben.

Die dritte Ursache für die Aufgaben in unserem Leben sehe ich in den Dingen, die wir „mitgebracht" haben. Die meisten nennen es Karma und meinen damit Geschichten aus unserem/n Vorleben. Das möchte ich gerne ein bisschen umformulieren. In meinem Buch „Zulassen kommt vor Loslassen" beschreibe ich die Arbeit mit der Rückführungstherapie und deren Lösungsmöglichkeit. Ich bin der Meinung, dass man viele Probleme nicht nach dem Alten Testament, mit Gottes Urteil, erklären kann und dass die betroffene Person eben ein armer Tropf ist, sondern wir ganz dem Gesetz von Ursache und Wirkung unterliegen. D.h. alles, was wir irgendwann einmal getan haben, kommt auch wieder zu uns zurück. Und da in den meisten Fällen ein

Leben nicht ausreicht, haben wir unendlich viele Versuche, zu erkennen, dass wir „unseres Schicksals eigener Schmied“ sind. Immer mehr Menschen fragen nach dem Sinn des Lebens. Doch was nehmen wir mit, wenn wir sterben?
Nichts.
Nur unsere Erfahrungen und die Gefühle, die an diese Erfahrungen geankert sind. Ich kann aber nicht erfahren, dass die Sonne mich wundervoll wärmen kann, wenn ich noch nie gefroren habe. Ich kann nicht froh sein, wenn ich in den Arm genommen werde, wenn ich noch nie einsam war. Ich kann nicht wissen, wie erholsam Alleinsein sein kann, wenn ich noch nie völlig überfordert war. Für jedes Hell gibt es ein Dunkel, für jedes Oben ein Unten, für jedes Innen ein Außen. Hermes Tristmegistros, griechische Mythologie. Und erst wenn man beides erkennt und gleichermaßen auch anerkennt oder lebt, ist tatsächlicher innerer Frieden möglich. In der östlichen Kultur nennt man das „die Mitte finden“. Somit dürfen wir durch Rückerinnerung an vergangene Leben erkennen, dass wir schon viele grausame Tode erlebt haben oder auch durchführen „durften“.
Das ist eine besondere Möglichkeit, sich selbst zu erkennen und ein guter Schritt auf dem Weg in die innere Freiheit.
Gerne möchte ich zusätzlich noch darauf hinweisen, dass es aber nicht das Ende vom Lied ist. Denn wir sind im Moment intensiv damit beschäftigt, gut sein zu wollen. Lichtwesen, spirituell auf einem guten Weg, positiv Denker. Und in jedem Moment, in dem uns das nicht gelingt, wenn wir unsere Kinder wieder anbrüllen, weil

sie so nervig sind, wenn wir doch wieder in die Schokoladenschublade gegriffen haben, wenn wir die Zigarette geraucht, das Glas Wein getrunken und ach, all die vielen Sünden begangen haben, plagt uns das schlechte Gewissen. Statt uns mit der Geißel zu peitschen, machen wir das viel ausführlicher mit unseren Gedanken und erniedrigen uns permanent in einem inneren Dialog. Für den wir uns dann auch noch verurteilen können.

Karma bedeutet, dass aus zielorientiertem Handeln Neues entsteht. Also mit jeder Bestellung beim Universum bestellt man automatisch Karma.

Das verfolgt uns seit Anbeginn unseres Seins. Nun glauben wir, seit wir uns spirituell weiterentwickelt haben und wissen, dass es ein Karma gibt, dass wir all die bösen Dinge, die wir bisher getan haben, auflösen müssen. Karma auflösen. Logischer Gedanke. Und wenn ich gut genug bin, dann komme ich in den Himmel, bin erleuchtet und habe es geschafft.

Doch eigentlich soll die Reinkarnationstherapie etwas ganz anderes bewirken. Erst erkennen wir, dass wir tatsächlich auch schon waren. Dann erkennen wir, dass wir damals wie heute, fühlende Wesen sind/waren. In den meisten Fällen kommen zuerst all die Dinge ans Tageslicht, die uns „angetan" wurden. Alte Verletzungen, die auch Auswirkungen auf dieses Leben haben. Befasst man sich weiter mit Rückführungen, schaut erneut und hinterfragt Muster und Verhaltensweisen seiner eigenen Persönlichkeit, entdeckt man oft auch den Täter in sich. Thorwald Dethlefsen

beschreibt das wundervoll in seinen Vorträgen über Reinkarnationstherapie.
Das bedeutet, Karma hat einen großen Einfluss auf die Themen unseres Lebens. Letztlich auch auf die traumatischen Erlebnisse und unsere, uns zugetanen Familienmitglieder und deren Einfluss auf uns. Somit ist es ein Geschenk, einen Einblick in die Ursachen für unsere heutigen Schwierigkeiten zu erhalten.

Irgendwann kommt man dann aber vielleicht auf die Idee, dass die Vergewaltigung im Mittelalter, die Hexenverbrennung, der Kerker, die Hinrichtung auch eine Ursache haben muss. Und diese Ursache muss auch wieder eine Ursache haben. Und die Ursache, der Ursache hat ebenfalls eine Ursache.
Und dann kommt die Geschichte mit dem „Gutes" tun. Was ist das denn? Woher weiß ich eigentlich, dass was gut ist?

Weil ich gelobt werde?
Weil ich Dankbarkeit erhalte?
Weil ich ein Lächeln sehe?
Weil ich Trinkgeld bekomme?
Weil ein neuer Baum wächst?
Weil ich andere Menschen glücklich gemacht habe?
Weil...

So lange man Gutes tut, um Gutes zu tun, verursacht man auch hier ständig Karma. Erst wenn man an diesem Punkt angelangt ist, versteht man den Satz:

Tun durch Nicht tun

und alles ist getan

Das „um zu“ ist die Ursache a l l e n Karmas.

Hier möchte ich enden, über das Karma zu philosophieren, denn im Kapitel Pferde wird deutlich werden, was wir von ihnen über dieses Thema lernen können.

Die Systemische Aufstellungsarbeit befasst sich weniger mit dem Thema Vorleben. Dafür ist die Reinkarnationstherapie zuständig. Doch ist es wichtig im Hinterkopf zu behalten, dass wir von vielen Seiten beeinflusst werden, die allerdings auch immer mit uns zu tun haben. Denn nichts im Leben geschieht ungewollt oder umsonst. Bei der Systemischen Aufstellung sollte der Gedanke der Vorleben nicht ganz bei Seite geschoben werden, um zu erkennen, dass Missbrauch nicht (nur) die „böse Tat“ eines Übeltäters ist, sondern eine Reaktionskette durch das Gesetz von Ursache und Wirkung.
Weder die Rückführungstherapie noch die Systemische Aufstellungsarbeit sind Allheilmittel. Es sind wundervolle Möglichkeiten auf dem Weg, sich selbst mit all seinen lichten und dunklen Seiten zu erkennen, um irgendwann vielleicht irgendwo anzukommen, um NICHTS mehr zu tun.

Diese drei Grundursachen unserer Lebensthemen erkläre ich gerne am Anfang der Aufstellungen. Denn wir alle haben in uns ein „gesundes Selbst“. Das Wesen, das weiß, wie es in welcher Situation zu reagieren hat, damit das Leben fließen kann, ohne Planung, ohne Angst, ohne Absicherung, einfach nur aus sich, seinem Herzen heraus weiß, was in diesem Augenblick richtig ist.
Die beschriebenen Auslöser für Blockaden verhindern, dass wir aus uns Selbst, aus dem Herz bzw. unserem Bauch leben und entscheiden. Wir verfallen in völlig veraltete, übernommene und antrainierte Gedanken- und Gefühlsmuster und sind nicht in der Lage, sinnvolle, friedliche und selbstachtende Entscheidungen zu treffen. Fehlt die Selbstachtung, ist der würdevolle Umgang mit unseren Mitmenschen genauso wenig möglich. Liebe Deinen Nächsten wie Dich selbst. Liebe ich mich nicht, werde ich weder lieben, noch Liebe empfangen können.

Der Aufsteller bringt ein bestimmtes Thema mit, das er mit Hilfe der Systemischen Aufstellung betrachten möchte. Die Formulierung des Themas ist wichtig, da wir eben alle die verschiedenen Ursachen für Blockaden in uns haben und natürlich auch eine Vielzahl an Geschichten, die Einfluss auf unser Leben nehmen. In einer Aufstellung wird eine mögliche Ursache beleuchtet. Das heißt, wenn wir das Genogramm gezeichnet haben, erkennt man mögliche Baustellen, auf die der Fokus gerichtet wird. Dann kommt die Besonderheit der Aufstellungsarbeit, dass die Stellvertreter genau fühlen können, wo für diese Aufstellung die meiste Energie verborgen liegt und in welche Richtung gelöst werden kann.

Ich werde mich bei der Erklärung auf den Ablauf der normalen Aufstellungen beschränken und später von den Aufstellungen mit den Pferden berichten.

Wenn bei der Formulierung des Themas und der Erstellung des Genogramms klar wird, wer alles für die Aufstellung benötigt wird, sucht der Aufsteller entsprechende Stellvertreter, die sich freiwillig zur Verfügung stellen, aus. Auch für sich selbst, gegebenenfalls für entsprechende Emotionen, die erarbeitet werden, werden Personen ausgesucht.
Nun führt der Aufsteller nacheinander die Stellvertreter in den Raum und positioniert sie so, wie es sein Gefühl vorgibt. Danach nimmt er Platz und sieht sich das Geschehen von außen an. Meist erst zum Schluss übernimmt der Aufsteller von seinem Stellvertreter seinen „neuen“ Platz, um nachzufühlen, was er vorher von außen beobachten durfte.
Was nun geschieht, klingt in der Erzählung meist recht märchenhaft und ist deshalb schwer zu beschreiben. Das erste Bild der Aufstellung ergibt meist schon eine Erklärung für innere Konflikte. Wenn eine Schlüsselfigur von allen weg gedreht ist, ein Kind zwischen seinen Eltern steht, zwei Personen sich Auge in Auge gegenüber stehen, sind das Beispiele für Konflikte, die eine gute Kommunikation unmöglich machen. Die Stellvertreter in

den Rollen spielen dabei kein „Spiel“, sondern können ziemlich treffend wiedergeben, wie sich die Person, für die sie stehen, fühlt. Dadurch wird auch das Verhältnis untereinander klar. Wichtige Aspekte in der Aufstellung sind, dass man sich in die Augen blickt, Gefühle ausgesprochen werden und somit oft auch Dinge ans Tageslicht kommen, die vielleicht noch nie ausgesprochen wurden. Die fehlende Liebe zwischen den Eltern, weil vielleicht geheiratet werden musste, da das Kind unterwegs war. Die Abtreibung, die nötig war, da es in früheren Zeiten keine Unterstützung vom Staat für einen großen Kindersegen gab.

Kürzlich erlebte ich ein passendes Beispiel. Ein Patient in der Physiotherapie erzählte mir, dass er aus reiner Neugier seine Ahnentafel aufgeschrieben hätte. Kurz darauf starb sein Vater und beim Aufräumen bekam der Mann einige Urkunden in die Hände. Dort stand, dass sein Vater noch eine Schwester hatte, die bei der Geburt gestorben ist. Auch der Onkel, der Bruder des Vaters, wusste nichts von seiner Schwester.

Das ist ein klassisches Beispiel für ein Familiengeheimnis. Ein Geheimnis, das keiner wissen darf oder das sozusagen totgeschwiegen wird. Die ungelebte, unerwünschte Energie muss irgendwo einen anderen Kanal finden. Dies ist immer die nachfolgende Generation und wird von dort so lange weitergegeben, bis sie an den richtigen Platz zurück darf.

Natürlich könnten wir bis Adam und Eva zurückgehen, doch meist reicht der Akt aus, in der vorherigen oder der Generation davor für „Ordnung“ zu sorgen. Die Bewusstwerdung und der Segen der Anerkennung

machen frei. Denn die vorherige Generation trägt ebenso die Lasten ihrer Vorfahren. Wenn dort Heilung stattfinden darf, geht diese auch weiter zurück. Es geht um die Verantwortung eines jeden, zu erkennen, dass diese bei einem selbst liegt.
Ich bin diejenige, die trägt und somit annehmen darf, das Kind meiner Eltern zu sein. Ich habe die Energien in mir und ich darf sie erkennen und dann auch zurückgeben. Das ist schmerzhaft und anstrengend. In unserer Gesellschaft erwarten wir meist, dass andere „Schuld“ sind. Und andere sollen mich auch von meiner Last befreien. Ähnlich wie im Mittelalter, wo mit dem Ablass und zehn Vater Unser die Schuld einfach weg war, sollen heute die Ärzte, Therapeuten und Heiler „weg“ machen. Am besten mit der Wunderpille XY. So lange man nicht erkennt, was wirklich hinter den Schmerzen in Nacken und Schulter steckt, wird die Last immer größer werden, die wir dort zu tragen haben.
Unser Körper zeigt ganz ähnlich den Verlauf der Energien. Wir haben einen Defekt, der medizinisch gelöst, aber nicht nach der tatsächlichen Ursache geforscht wird. Somit wird die Energie, die den Schmerz im Körper ausgelöst hat, sich eine neue Baustelle suchen, um deutlich zu machen, dass etwas nicht in Ordnung ist. Unser Körper ist immer nur dazu da, uns zu zeigen, dass es Bedarf nach der Lösung gibt. Erkennt man die Lösung, sind wundersame Heilungen möglich. Wundervoll ist es, wenn dieser Lösungsweg durch die Medizin unterstützt werden darf, denn auch das ist weder gut noch schlecht. Zur rechten Zeit ist auch das Antibiotikum einfach nur ein Hilfsmittel auf dem Weg. Doch selbst das Anti-

biotikum zeigt uns den falschen Umgang mit ihm. MRSA ist einer der sogenannten Krankenhauskeime, vor denen jetzt so viele Menschen Angst haben. Resistent gegen viele Antibiotika. Warum? Weil wir allein durch unseren Fleischverzehr ständig überdosiert sind. Die Tiere werden unter katastrophalen Bedingungen gehalten und mit der Gabe von Antibiotika „gesund“ gehalten. Das futtert der Mensch dann ungehemmt mit jedem Wurstbrötchen in sich hinein.

Genau so werden die Energien der Vergangenheit immer weiter an uns weiter gegeben. Doch wir haben die Möglichkeit „STOP“ zu sagen. Wir dürfen lernen, Grenzen zu setzen. Vor allem erst einmal Grenzen überhaupt zu spüren. Nicht die Grenzen, die uns die Erwachsenen als Kind eingetrichtert haben. Es geht um unsere eigenen Grenzen. Zu spüren, wo geht ein anderer über meine Grenze. Aber auch zu spüren, wo gehe ich bei anderen so über die Grenzen, dass es der Beziehung untereinander nicht gut tut.
Genau das erlebt man bei der Aufstellungsarbeit. In unserer Welt findet ständig Grenzüberschreitung statt. Eltern bieten ihren Kindern selten richtige Grenzen, in dem sie Grenzen aufzeigen. Eltern erklären, was man in ihren Augen darf und nicht darf. Aber Eltern dürfen anschreien, Ohrfeigen, verbieten ohne Sinn und Verstand. Weil man es eben so macht. Weil wir nicht lernen, wie man sinnvoll miteinander umgeht. Wir erlauben uns nicht wütend zu sein, weil es uns schon nicht erlaubt wurde und irgendwann platzt man dann.....vor Wut. Ebenso erlauben wir uns nicht, traurig

zu sein, da unsere Vorfahren aus Not, um die Kraft zum Überleben zu nutzen, ihre Trauer weggedrückt haben. Wir erlauben uns nicht, uns selbst zu lieben, da das egoistisch ist. Und in den meisten Fällen erkennen wir die gleichen Verhaltensmuster bei unseren Vorfahren.

Während der Aufstellung wird ausgesprochen, was jeder Einzelne zu sagen hat. Es wird umgestellt, bis jeder auf seinem Platz steht. Dabei gibt es auch ein ganz bestimmtes Schema, damit jedes Mitglied der Aufstellung auf seinem Platz stehen kann. Denn genau dort liegt meist die Ursache für Blockaden: der falsche Platz. Dazu gehören dann eben auch die Abtreibung, die verlorene Liebe, die Totgeburt, der Selbstmord oder auch der unerfüllte Berufswunsch, der Zwang ein Haus zu erben, die Angst vor Krieg, der Hunger und so weiter.

Es geht darum, Gefühle zu erkennen, anzuerkennen und dann meistens auch an die Vorfahren zurückzugeben.

Es kann viel Heilung bringen, wenn ein Kind sieht, dass seine Mutter schon keine Liebe erhalten hat, da das zur damaligen Zeit nicht möglich war. Oder der Vater im Krieg geblieben ist. Somit bleibt die Sehnsucht nach dem männlichen Teil und kann bei der Enkelin eine unerklärliche Sehnsucht nach „dem Richtigen“ auslösen. Den sie natürlich nicht finden kann, denn eigentlich ist es das Gefühl der Mutter, die sich nach ihrem Vater sehnt.

Erkennt die Aufstellerin das Dilemma, kann sie das Gefühl bei ihrer Mutter lassen und sich selbst für ihre eigenen wahren Gefühle öffnen.

In der Aufstellung steht dann ein Stellvertreter auf dem Platz des im Krieg gebliebenen Großvaters und ist somit

„wieder da“. Diese Ordnung bewirkt viel im inneren Bild des Aufstellers.

In manchen Aufstellungen muss nicht viel geredet werden, da die Gefühle der Stellvertreter für sich sprechen. Manchmal kommt es zu extremen Lachanfällen, die lediglich auf tief angestaute Energie hinweisen. Ganz oft geschieht es, dass Stellvertreter und auch Zuschauer anfangen zu gähnen, wenn die Aufstellung beginnt, das Problem zu lösen. Das ist immer ein sehr gutes Zeichen, das z.B. auch bei den Pferden auf den richtigen Weg hinweist. Ebenso Bauchgeräusche, Unruhe bei den Zuschauern, Niesen etc. sind Hinweise auf eine Veränderung der Energie.
Diese äußeren, geräuschvollen Anzeichen werden vor allem in der Pferdeaufstellung genutzt. Auch da ist es möglich, dass das Pferd anfängt zu gähnen. Dazu mehr im Kapitel Aufstellungsarbeit mit dem Pferd.

Eine Aufstellung ist beendet, wenn entweder nichts mehr zu verändern ist oder bestmöglich alle Beteiligten zufrieden auf ihrem Platz stehen und der Aufsteller klar erkannt hat, wo die Ursache für das heutige Thema lag.

Das bedeutet, dass es immer wieder möglich ist, Themen im Leben über die Systemische Aufstellung zu betrachten. Letztlich tragen wir alle viele Geschichten in uns. Doch glücklicherweise sind es maximal drei, die aktuell auf eine Situation Einfluss nehmen.
Unser Leben ist wandelbar, für jedes Thema kommt die richtige Zeit. So hat ein junger Mensch meist andere

Themen als ein älterer. Erfahrung bringt Weisheit und in den meisten Fällen dürfen wir auf die erste Weisheit bauen, wenn wir beginnen uns mit den Hintergründen unseres Lebens auseinanderzusetzen. Das heißt, ganz häufig beginnt zwischen dem 30. und 40. Lebensjahr, Veränderung ins Leben zu treten. Plötzlich möchte man nochmal etwas ganz anderes machen, die Ehe klappt nicht mehr so gut, vielleicht kommen auch Krankheiten, die einen darauf hinweisen, dass eine Veränderung der Betrachtungsweise des Lebens nötig ist. Dann sind wir erfahren und stark genug, uns mit den Ursachen der Vergangenheit auseinanderzusetzen.

Die Systemische Aufstellung lässt erkennen, dass in den allermeisten Fällen die aktuelle Situation, die das eigentliche Problem darstellt, nicht die Ursache für die Gefühle ist, sondern die Ursachen hierfür schon viel länger zurückliegen. Stellvertreter und Zuschauer haben die Möglichkeit zu erleben, dass andere Menschen ähnliche Schwierigkeiten haben. Viele fühlen sich in ihrem Dilemma allein und unverstanden. In der gemeinsamen Arbeit, als Stellvertreter für eine andere Person, erkennt man häufig die Ähnlichkeit für eigene Themen. Nichts geschieht zufällig, jede Rolle hat auch immer mit der betreffenden Person zu tun und löst somit auch da etwas.

Die Systemische Aufstellung ist eine wundervolle Möglichkeit, tiefere Zusammenhänge zwischenmenschlicher Beziehungen zu erleben und zu erkennen, dass es immer möglich ist, sich gemeinsam aus einer Gefühlswelt zu lösen, die alleine unüberwindlich scheint.

So kam es, dass ich durch eine Gruppe von Menschen dazu gebracht wurde, auch die Pferde mit in die Aufstellung einzubeziehen. Was ich dadurch erleben durfte und natürlich noch darf, übertraf bei weitem das, was ich mir vorgestellt hatte. Bis dahin hatte ich keine Ahnung, wie sehr die Tiere in unsere Lebensthemen involviert sind.
Als ich in der Ausbildung zum Coach für System- und Konfliktaufstellungen war, traf ich mich regelmäßig mit meinen Freundinnen im Allgäu, und wir stellten die unterschiedlichsten Themen auf, damit ich Erfahrungen sammeln konnte. Oft waren wir in dem kleinen Wohnzimmer von Tina, die damals einen Golden Retriever hatte. Den Tisch beiseitegeschoben, arbeiteten wir auf $6m^2$. Da wir keine große Gruppe waren, mussten wir häufig die Rollen wechseln. Immer wieder kam es vor, dass während der Aufstellung Tinas Hund sich plötzlich dazu setzte und irgendwann erkannten wir, dass er eine fehlende Person zeigte. Sobald wir diese dazu nahmen, legte der Hund sich wieder hin. Das geschah so oft, dass es kein Zufall sein konnte. Doch ich wäre damals nie auf die Idee gekommen, ein Tier mit in die Aufstellung zu nehmen.
Mittlerweile habe ich festgestellt, dass auch mein Hund, der immer in der Praxis dabei ist, auf die Veränderungen während meiner Arbeit reagiert.

Doch um überhaupt die Möglichkeit zu erwägen, die Pferde in die Aufstellungsarbeit zu integrieren, musste ich erst einmal selbst viele Klippen erklimmen.

Pferde

Wie die meisten Reiter dachte ich, ich muss das Pferd dressieren, ihm beibringen, wie es sich zu verhalten hat und vor allem immer „Chef" sein. Dadurch, dass ich quasi in den Pferdestall geboren wurde, kenne ich eigentlich keine Angst vorm Pferd und traue mir zu, mit jedem Pferd umzugehen. Dabei hatte ich schon als junge Frau ein seltsames Erlebnis. Ich habe regelmäßig für die Reitstallbetreiber die Urlaubsvertretung gemacht. Eines Tages stand zu dieser Zeit ein Haflinger im Stall. Anfang der 90er Jahre war die Ständerhaltung noch gang und gäbe, was heutzutage glücklicherweise streng verboten ist. Es ist erschreckend, wenn man darüber nachdenkt, wie viele Jahre die freiheitsliebenden Pferde mit dem Kopf vor der Wand gehalten wurde. Nun stand dieser Haflinger also im Ständer und ich wurde informiert, dass ich beim Füttern vorsichtig rein und raus gehen solle, da er bösartig sei. Er wurde als Zeitvertreib für Kinder gehalten, die ihn anscheinend ständig geärgert hatten und er sich dadurch so verändert hatte.
So begann ich meine Arbeit und vergaß den Hinweis der Reitlehrer. Als ich in meinem Trott mit dem Futtereimer neben dem Haflinger stand, kraulte ich ihm den Hals und stellte fest, dass er das sehr genoss. Beim nächsten Mal bin ich wieder völlig ahnungslos in seine Box marschiert, habe ihm den Hals gekrault und sein Futter gegeben. In dem Augenblick fiel mir die Warnung der Reitlehrer ein. Und im gleichen Moment packte mich das Pferd und biss mir in den Arm. Ich rammte ihm meine Fingernägel ins

Zahnfleisch und als er seinen Biss lockerte, rettete ich mich über die Boxenwand, da ich an seiner Hinterhand niemals heil vorbei gekommen wäre. Von da an musste ich ihn von außen füttern, weil ich Angst hatte. Was ich damals schon ganz klar erkannte war, dass das Pferd auf meine Energie reagiert hatte.
Aber ich wusste nicht, wie genau ein Pferd spüren kann, was in seiner Umgebung passiert. Der Haflinger hat sofort die Veränderung meiner Energie wahrgenommen. Nun glauben die meisten Menschen, sie dürften dem Tier ihre Angst nicht zeigen.

Was für eine Illusion!

So werden hunderte von Kursen angeboten, wie man lernen kann, ein Alphatier zu werden. Pferdesprache wird in menschliches Verhalten übersetzt und den Menschen wiederum vermittelt, damit sie mit den Pferden besser umgehen können.
Und dann sind wir überzeugt, richtig mit dem Pferd reden zu können. Das ist, als ob ein Ausländer uns in gebrochenem Deutsch die deutsche Grammatik erklärt. Man würde sofort spüren, dass da etwas nicht stimmt.
So stehen wir mit all unseren Gefühlen vor dem Lebewesen Pferd, das so viel mehr Feingefühl als wir Menschen hat und versuchen ihm vorzumachen, wir wären voll und ganz bei der Sache und wüssten genau, was wir tun.
Warum erzähle ich das beim Thema Pferdaufstellung? Weil es genau das ist, was diese Form der Aufstellung so besonders macht. Das Pferd ist absolut ehrlich, weil es

nicht anders kann. Es reagiert in jedem Augenblick auf den Augenblick. Es denkt nicht darüber nach, ob sein Verhalten Konsequenzen nach sich zieht. Es denkt nicht nach, ob es besser ist, etwas jetzt oder später zu tun. Es tut, oder eben nicht. Wenn es spürt, dass es zu einem kommen soll, dann kommt es und wenn es geht, dann geht es. Es bleibt nicht, damit die Person sich besser fühlt. Es ist ihm egal, ob diese sich gemobbt fühlt, weil das Pferd jetzt viel lieber fressen möchte. Wenn es fressen möchte, dann frisst es. Es überlegt nicht, ob die Schokolade jetzt eine Sünde ist. Es kommt gar nicht auf die Idee, so etwas zu essen. Und wenn ein Pferd Schokolade mag, dann frisst es diese. Dafür würde man in ein „normales" Pferd niemals Schokolade rein bekommen, egal mit welchen Argumenten. Wir Menschen lassen uns durch so viele Argumente von unserem Weg abbringen. Wir haben die tollsten Erklärungen, warum wir den Job nicht kündigen oder den Mann oder die Schokolade.
Somit kann ich dem Pferd bei der Aufstellung nicht vorgeben, wo es sich aufzustellen hat, wann es wie zu reagieren hat und auch nicht ausprobieren, ob ein anderer Platz vielleicht besser wäre. Das Pferd nimmt wahr und reagiert. Somit spiegelt es uns in jedem Augenblick den aktuellen Energiezustand der Aufstellung. Welche faszinierenden Erlebnisse ich dabei hatte, möchte ich gerne am Schluss erzählen.

Das Pferd ist ein Herdentier. Schon die kleinste Veränderung in der Umgebung lässt die gesamte Herde von einem Augenblick zum nächsten die Flucht ergreifen. Es sieht fast so aus, als ob sie alle ein inneres Headset besitzen, das ein gemeinsames Startsignal gibt. Und eigentlich ist es auch genauso. Jedes einzelne Pferd nimmt auch gleichzeitig die Energie aller Herdenmitglieder wahr. Ein Pferd weiß, wenn es dem anderen schlecht geht. Ein Pferd spürt, wenn ein Unwetter kommt. Es nimmt viel mehr wahr, als wir Menschen uns vorstellen können. So kann es sein, dass ein Herdenmitglied plötzlich selektiert wird. Für uns Menschen sieht das dann total ungerecht aus. Doch Tiere kennen keine Ungerechtigkeit. Sie schauen nicht nach Aussehen, Übergewicht und Outfit. Sie fühlen, nehmen wahr, was ist und reagieren auf den Moment. Erst in den letzten Jahren kommt immer mehr das Bewusstsein auf, dass wir unsere vierbeinigen Freunde völlig falsch halten. Dass Schulpferde früher in Anbindeständern gehalten wurden, war normal. Heute ist es verboten. Das Besondere an diesen großen Tieren ist, dass sie sich in den meisten Fällen an die Situation anpassen. Mit einigen wenigen Ausnahmen ertragen sie alles, was ihnen angetan wird.

Somit hat der Mensch auch Jahrzehnte, vielleicht sogar Jahrhunderte lang, nicht hinterfragt, was er dieser wundervollen Kreatur antut. Vielleicht sogar durch das Internet wurde immer mehr bekannt, dass es auch ganz andere Möglichkeiten gibt, mit diesem Wesen umzugehen. Da ist Freundschaft möglich und wenn das Vertrauen besteht, dann macht ein Pferd alles für den Menschen, dem es vertraut. Wundervolle Videos, wie z.B. von Lorenzo, der fliegende Franzose, zeigen, was mit Pferden möglich ist. Wobei ich ähnliches durch Gehor-

sam in Argentinien erlebt habe. Als ein Gaucho seine Pferde rief und sie sich von alleine in Reih und Glied aufstellten. Allerdings habe ich auch die Foltermethoden erlebt, die diese Männer angewandt haben, um die Pferde zu diesem Verhalten zu zwingen. Aber letztlich wurden (und werden leider immer noch) die Pferde über Zwang dazu gebracht, den Reiter zu tragen und so zu gehen, wie der Mensch es für richtig hält.
Der Film „Der Pferdeflüsterer“ hat bei vielen Pferdemenschen etwas ausgelöst. Die ursprüngliche Geschichte über Monty Roberts hat eine große Bewegung an Pferdeflüsterern in Bewegung gesetzt. Mittlerweile gibt es Kurse für die Kommunikation mit Pferden/Tieren in allen Farben und Formen. Die Menschen gehen zu Ausbildern, die versuchen, ihre eigene Methode, die auch funktioniert, zu vermitteln. Dann versuchen wir genau diese Methode nachzuahmen, um genauso erfolgreich zu sein. Doch was nicht vermittelt werden kann, ist das Herzblut, das genau dieser Mensch in seiner Art, mit Tieren umzugehen, fühlt ...
Und deshalb funktioniert die Methode nicht. Und eigentlich kann die Methode eines Menschen niemals bei jemand anderem funktionieren, denn es ist seine Methode, sein Herzblut. Es kann immer nur funktionieren, wenn wir unser eigenes Herzblut finden. Ansonsten dressieren wir das Tier. Das ist auch klasse und kann einem ein gutes Gefühl geben, doch jeder von uns weiß, dass er sich eigentlich nach dem besonderen Funken sehnt. Der Moment, wenn das Tier mir zeigt, „Hey, ich mag dich, einfach nur so!“ und dann Dinge tut, die wir ihm nicht beigebracht haben, sondern aus dem Tier

heraus kommen. So deutlich, dass wir es klar erkennen können. Ich hatte diesen Winter ein solches Erlebnis. Ich war längere Zeit nicht im Stall gewesen. So kam ich zur großen Winterwiese und Mika, mein jüngeres Pferd, stand ganz hinten. Ich sprach in normalem Tonfall die Pferde an, die vorne standen. Mika hörte meine Stimme, wieherte laut und kam im Renngalopp angesaust. In diesem Augenblick hat er mir so deutlich gezeigt, wie sehr er sich freut, mich zu sehen. Das kann man einem Pferd nicht beibringen. Und gerade Mika war mein großer Lehrmeister, was das Verstehen anbelangt. Auch ich habe geglaubt, und erwische mich auch heute immer noch dabei, dass man Pferden etwas ange-wöhnen muss. Natürlich gibt es klare Regeln, die man im Umgang miteinander einhalten sollte. Das Pferd muss erkennen, dass ein Mensch kaputt geht, wenn es mit der gleichen Kraft mit ihm umgeht, wie mit seinen Spiel-kameraden. Was ich auch nicht wusste ist, dass man es ihm einfach sagen kann. Ich muss es nicht hauen, wenn es etwas falsch macht. Ich kann dem Tier ganz klar vermitteln, dass ich das nicht möchte. Genauso, wie Kindern. So, wie wir mit kleinen Kindern umgehen, als ob sie nicht ganz bei Verstand sind, so glauben wir auch, Tiere wären nicht so klug wie wir. Tausende von Videos im Internet zeigen, dass es anders ist. Und wer schon einmal eine Rückführung in seine Kindheit gemacht hat, wird mit Erstaunen feststellen, dass die Art zu denken und zu fühlen sich in keiner Weise von uns als Erwach-sener unterscheidet. Nur, dass man feststellt, dass man behandelt wird, als ob man dumm wäre. Und das glauben wir dann im erwachsenen Alter immer noch.

Genau wie wir Menschen uns an Regeln und Gewohnheiten anpassen, machen es die Tiere auch und keiner hinterfragt, ob es richtig ist, das Herdentier Pferd getrennt, hinter Gittern, in 4x4 m Boxen zu halten.
Hier ein Experiment, das mit Affen gemacht wurde:
In einem Käfig werden fünf Schimpansen gehalten. In der Mitte des Käfigs hängt an einer Schnur eine Banane herab. Diese kann aber nur über eine Trittleiter erreicht werden. Sobald nun ein Affe versucht, auf die Leiter zu klettern, um an die Banane zu kommen, werden alle Affen mit kaltem Wasser abgespritzt. Das führt nach einigen Versuchen dazu, dass, sobald einer der Affen sich der Leiter nähert, die anderen diesen vehement davon abzuhalten versuchen. Selbst dann noch, als kein Wasser mehr gespritzt wird.
Nun wird ein Affe ausgetauscht. Als dieser wieder versucht, sich der Leiter zu nähern, wird er von den anderen aggressiv daran gehindert, bis er es dann auch aufgibt. Nun wird ein weiterer Affe ausgetauscht. Das gleiche Spiel wie zuvor, nur dass der erste ausgetauschte Affe noch engagierter an die Abwehr geht.
Nun kann man immer weiter so austauschen, bis kein Affe der ersten Anfangssituation mehr dabei ist. D.h. das Wissen, warum so gehandelt wird, ist nicht mehr vorhanden, dennoch wird weiter so gehandelt, wie die Tradition dies überliefert.

Ich musste erst viele erstaunliche Geschichten erleben, bis ich begriffen habe, dass die Pferde uns helfen wollen. Mittlerweile bin ich davon überzeugt, dass unsere Haustiere bereit sind, uns zu helfen, uns endlich zu den

Wesen zu entwickeln, die wir tatsächlich sind, liebevoll, friedvoll, in einem Miteinander voller Respekt und Harmonie.

Wenn eine Pferdeaufstellung läuft, stellt sich das Pferd auf die Energie ein und reagiert ganz klar nach seiner inneren Weisheit. Dadurch, dass ich dieser Weisheit vertraue, lasse auch ich mich auf den Verlauf der Aufstellung ein, ohne zu sehr nach kognitiver Struktur zu arbeiten. Ich werde im Kapitel über Pferdeaufstellungen von einigen dieser Aufstellungen berichten. Das wichtigste, was wir erkennen dürfen ist, dass ein Pferd nicht lügen kann. Es reagiert immer authentisch. Wir müssen aufhören, in unsere Tiere die menschlichen Gefühle rein zu interpretieren. Ein Tier verweigert nicht etwas, weil es keinen Bock hat, sondern einen tatsächlichen Grund hat! Oft verlangen wir Dinge, die einfach zu viel sind. Wir überfordern die Tiere genauso, wie wir uns überfordern. Und in den seltensten Fällen erkennen wir den Spiegel, den uns unser Tier bietet. Unsere Haustiere bekommen immer mehr „menschliche“ Erkrankungen, die es in freier Wildbahn nie geben würde. Wie kann das sein?
Ich glaube, gerade das Pferd ist ein ganz besonderes Wesen, das dem Menschen zutiefst in Liebe zugetan ist. Somit sind diese Tiere, die bis zu einer Tonne wiegen können, bereit sich vom Menschen führen zu lassen. Sich reiten zu lassen und sogar gemeinsam mit ihm Wettkämpfe zu bestreiten. Und wer es selbst schon erlebt hat, weiß, dass ein Tier große Freude empfinden kann auf ein Turnier zu fahren. Dann, wenn es

gemeinsam mit dem Mensch geschieht, ohne Zwang ohne Druck. Ein Pferd spürt die Freude der Siegerehrung. Wenn es allerdings aus einer Prüfung kommt, die nicht so gut gelaufen ist und dann hinterher seine Abreibung bekommt, dann versteht es das nicht. Wenn es verweigert, dann gibt es einen Grund. Wenn wir nicht erkennen, welcher Grund dahinter liegt, dann sollten eher wir bestraft werden. Was natürlich auch Quatsch ist. Doch in eine ehrliche Selbstreflektion zu gehen, um zu erkennen, warum etwas schief gelaufen ist, wäre ein guter Anfang in der respektvollen Kommunikation mit dem Tier.

Ich möchte ein kleines Beispiel aus dem Alltag geben. Meine Stute Mura hatte eine neue Reitbeteiligung. Da sie länger nicht mehr geritten war, arbeiteten wir am Vertrauen und verlängerten erst die Trabsequenzen und begannen dann auch zu galoppieren. An einem Tag war Mura völlig nervös, ließ sich nicht ruhig reiten und schon gar nicht ruhig galoppieren. Sie schoss nur über den Platz und ließ sich ganz schwer durchparieren. Die Reiterin war total sauer und zweifelte an ihrer Reitkunst. Plötzlich ging gar nichts mehr. Blöde Mura! Doch an diesem Tag waren noch zwei weitere Pferde auf dem Platz, es nieselte und auf den hinteren Wiesen waren Schafe ganz neu angekommen. Lauter Gründe, die es dem Tier nicht möglich machten, sich ganz auf die Reiterin einzulassen, die mit einer ganz anderen Erwartungshaltung los ritt. Es geht darum, zu erkennen, dass an diesem Tag das gewohnte Training nicht möglich ist. Das Pferd wird durch seine Urinstinkte beunruhigt und reagiert, wie ein Pferd eben reagiert. Wir, die wir es gewohnt sind, uns zusammenzureißen, erwarten auch genau das von unserem Pferd. Es soll funktionieren. Doch wollen wir selbst tatsächlich funktionieren? Möchten wir nicht auch einfach so akzeptiert werden, wie wir sind? Mit all unseren Schwächen, unseren Ängsten und auch mit unserer schlechten Laune?

Als ich der Reiterin erklären konnte, warum Mura an dem Tag so reagiert, änderte sich sofort ihre Einstellung. Kurz darauf ergab sich eine ähnliche Situation und sie konnte ganz anders mit dem Pferd umgehen. Und das wiederum gibt beiden Sicherheit. Wir Menschen dürfen erkennen, dass ein Tier niemals etwas aus bösem Willen macht. Dadurch können wir den Hintergrund des Verhaltens besser verstehen und anders mit dem Pferd umgehen. Und manchmal ist es nötig dem Tier auch seine Grenzen aufzuzeigen, denn das machen die Tiere untereinander genauso. Doch die Frage ist immer die Motivation der Handlung. Will ich dem Pferd etwas aufzwingen oder zeige ich ihm eine klare Grenze. Denn sich aus Liebe über den Haufen rennen zu lassen, ist auch nicht sinnvoll.

Auch da hatten wir ein spannendes Erlebnis bei der Pferdeaufstellung, als wir mit zwei Pferden aufstellen mussten. Dies werde ich auch später noch erzählen.

Das Pferd hat die magische Verbindung der Herde in sich und es spielt keine Rolle, um welche Herde es sich handelt. Wir Menschen haben diese magische Verbindung längst verloren und führen ein Leben der Befriedigung eigener Bedürfnisse. Denn auch wenn wir helfen, ist es in den meisten Fällen eine eigene Bedürfnisbefriedigung. Wir fühlen uns gut, wenn wir

Gutes tun. Dagegen spricht eigentlich auch gar nichts. Im Gegenteil, wie wundervoll, das Lächeln im Gesicht eines anderen zu sehen, dem wir eine Freude gemacht haben. Doch irgendwann kommen wir in Not und dann erwarten wir, dass diejenigen, denen wir geholfen haben, auch uns helfen. Dann entstehen der Schmerz, die Enttäuschung und die Wut, wenn dem nicht so ist. Dann erkennen wir, dass wir zuvor nicht selbstlos gehandelt haben, sondern „um zu“. Und dieses „um zu“ ist der Killer aller Spiritualität.

Ein Pferd macht kein „um zu“. Natürlich erwartet es das Leckerchen, wenn es für eine bestimmte Übung immer ein Leckerchen bekommen hat. Das ist dann so einprogrammiert. Aber es steht nicht auf der Wiese und denkt darüber nach, dass es heute besonders gut zu seinem Menschen ist - um zu - besonders vielen Leckerchen zu kommen. Und außerdem denkt es nicht: „Was, heute habe ich keine Leckerchen bekommen? Dann kann der mich mal, ab sofort werde ich dieses Kunststück nie mehr für ihn machen!“

So einen Quatsch können nur wir Menschen. Und dann verweigern wir die Liebe zu den Menschen, die uns doch eigentlich so sehr am Herzen liegen. Dann wird mit Familienmitgliedern gebrochen, Eltern werden nicht mehr angerufen und Freundschaften gekündigt. Und all das, weil man doch eigentlich so selbstlos gehandelt hat und nun nur etwas zurückbekommen möchte. Wer selbstlos handelt, möchte nichts zurück. Das Pferd handelt, vielleicht nicht wirklich selbstlos, aber aus dem Moment heraus. Und es lässt sich auf die Herde ein, nimmt die Energie wahr und reagiert. Es ist unmöglich, dem Pferd etwas vorzumachen. Es weiß immer, was los ist. Je mehr wir vertrauen, unsere Gefühle ehrlich zu leben, desto tiefer wird die Beziehung zum Pferd werden. Doch wir glauben, dass wir vor dem Tier unsere Angst verbergen müssen. Wie lächerlich. Das Problem ist niemals die Angst, das Problem ist das Verbergen. Und genau das ist auch das Dilemma unseres Menschseins. Wir wollen bestimmte Gefühle nicht fühlen und versuchen, uns mit allen möglichen Ablenkungsmanövern selbst zu manipulieren. Doch die Energie, die uns so unerträglich erscheint, ist nicht das Gefühl selbst, es ist der Unwille, das Gefühl zu fühlen. Und genau da ist die Genialität der Pferdeaufstellung. Wir können alle völlig überzeugt sein, am Punkt der Aufstellung gelandet zu sein. Wenn das Pferd dem nicht zustimmt, indem es sich uns zuwendet oder durch Zeichen der Entspannung, wie Abkauen, Schnauben oder Gähnen, dann ist die Aufstellung nicht gelöst. Somit ist es möglich, noch tiefer zu schauen, noch ehrlicher zu sein und der Wahrheit ein großes Stück näher zu kommen.

Uns selbst geht es so, dass wir ganz häufig wissen, wo die Ursache für ein Problem des anderen liegt. Der Unterschied zwischen uns und dem Pferd ist, dass wir versuchen, dem anderen gute Ratschläge zu geben. Beim Pferd kann es höchstens sein, dass es tatsächlich Schläge verteilt. Entweder dem Besitzer selbst oder es tritt gegen seine Kumpanen. Meist liegt die Energie des Besitzers dahinter, die sich im Verhalten des Pferdes äußert. Es zeigt genau das, was der Mensch nicht sehen will. Doch es urteilt dabei nicht. Das Pferd liebt seinen Menschen auch wenn er es ungerecht behandelt. In den meisten Fällen ist es den Reitern noch nicht einmal bewusst, dass es dem Pferd nicht gut tut. Doch wenn wir Menschen bei einem anderen etwas erkennen, dann verurteilen wir. Wir sagen, er sei ja selber schuld an seinem Problem. Er müsste es ja nur ändern. In den meisten Fällen ist es aber so, dass man in der momentanen Situation das Problem noch nicht ändern kann. Weil einfach zu viel Umstände dagegen sprechen. Oder vielleicht ist es einfach nur das Gefühl, das verhindert zu tun, was im Außen so offensichtlich erscheint. Die Kunst der Pferde ist, die Situation so zu akzeptieren wie sie ist. Anzunehmen, was ist. Sonst wäre es nämlich niemals möglich dieses freiheitsliebende Tier 23 Stunden am Tag in eine Box zu sperren. Macht man es lange genug, kommt es zur Resignation. Diese Pferde eigenen sich vorerst nicht für die Aufstellungsarbeit, da sie von ihren wahren Instinkten abgeschnitten sind. Wie der Haflinger, der nur noch gebissen hat. In den meisten Fällen ist es aber schnell möglich, das Tier wieder an seinen Ursprung zu erinnern. Genau wie bei uns Menschen. Wenn wir uns erinnern, wer wir wirklich sind, ist alles möglich. Pferde, die wieder in einer Herde leben dürfen und somit ihren Bedürfnissen nach Kontakt, Austausch, Abgrenzung etc. gerecht werden, sind ebenso fähig, die „menschliche Herde“ wahrzunehmen und zu reflektieren.

Wir müssen uns der Idee öffnen, dass die Tiere wesentlich mehr wahrnehmen, als wir uns überhaupt vorstellen können. Bei der Systemischen Aufstellungsarbeit mit dem Pferd kann man das selbst erleben. Doch haben mich viele eigene Erlebnisse dazu gebracht, darüber nachzudenken, ob das Pferd eigentlich ganz anders ist, als ich es von ihm glaube.

Spiegelgeschichten

oder: Geschichten, die der Zufall schrieb.

Zu der Zeit, als Mura ihren schweren Unfall hatte, war mir noch in keiner Weise bewusst, was dies alles auf sich hat und wie groß die Veränderung in meinem Leben sein wird. Es war wundervoll, wie sehr mich das Kümmern um die verletzte Stute besser mit meinem eigenen Kummer umgehen ließ. Mura stand sechs Wochen angebunden in ihrer Box und durfte sich nicht bewegen. Tapfer ließ sie die Zeit an sich vorüber gehen. Ich kam dreimal täglich und versorgte sie mit allen Künsten, die mir zur Verfügung standen. Später meinte der Tierarzt zu mir, dass er sich kaum erklären kann, wie schnell diese enorme Verletzung geheilt sei. Ich durfte Mura schon viel früher wieder reiten, als ich es je zu hoffen gewagt hatte. Allerdings immer öfters ohne Sattel. Im Stall war niemand, der mich dafür anmotzte, dass ich das Pferd kaputt mache mit dem Sch...wachsinn, den ich da be-treibe. Ich fühlte, dass mein Pferd sich einfach viel wohler fühlte ohne Sattel.
Was ziemlich zeitgleich geschah, dass ich von einer anderen Stute im Stall träumte. Sie kam im Traum zu mir und meinte, ich solle ihrer Besitzerin eine Nachricht von ihr überbringen. Als ich am nächsten Morgen aufwachte, kam ich mir ziemlich dämlich vor und hatte keine Ahnung, ob ich das nun tatsächlich tun sollte. Ich druckste eine Woche lang herum, doch der Gedanke, es tun zu müssen, ließ mich nicht los. Also fasste ich mir ein Herz

und sprach mit der Frau. Die Worte trafen sie tief ins Herz und sie wusste ganz genau, was ihr Pferd ihr sagen wollte.
Ich begann wieder, Systemische Aufstellungen anzubieten. Vorerst im Dorfgemeinschaftsraum, denn erst zwei Jahre später sollte sich die Möglichkeit ergeben, dass ich meine Selbstständigkeit wieder vollständig in Gang brachte und dann auch entsprechend neue Räume fand.
In dieser Zeit ritt ich auch den Schimmel Gustav von einer Bekannten, die große Schwierigkeiten mit ihm hatte. Ich fühlte mich total wohl auf ihm und er regierte auf jeden Gedanken. Schon im Allgäu bot ich Kurse für Telepathie an, allerdings nur in der Beratungspraxis. Mit den Pferden übte ich lediglich für mich und wusste, dass ich dem Tier ganz klar senden kann, wo ich das Tempo wechseln möchte. Als ich auf Gustav saß und er ganz von alleine auf das reagierte, was ich seiner Besitzerin erzählte, kam mir die Idee, Kurse für dieses Feingefühl anzubieten. Daraus entwickelten sich wundervolle Wochenenden mit tollen Pferden und ihren Reitern. Doch auch da war mir noch nicht bewusst, wie viel mehr diese Tiere als unser Spiegel funktionieren.
Wobei ich damals schon mein erstes ganz tiefes Erlebnis mit einem Pferd hatte, dass ich bis jetzt erst nur wenigen erzählt habe. Ich hatte die Geschichte damals aufgeschrieben und möchte sie nun für alle berichten.
Ich schrieb diese Geschichte vor zehn Jahren und möchte sie gerne in diesem Stil beibehalten, auch ich heute anders bin, anders schreibe und anders fühle als damals:

Die Schimmelstute

Da meine Mutter zu Besuch kam, brauchte ich ein Pferd, damit wir gemeinsam ausreiten konnten. Da das Pferd meiner Freundin aufs Turnier ging stand ich etwas auf dem Schlauch.
Somit musste ich unseren Stallbesitzer fragen, ob er mir ein Pferd leiht. Seine Stute darf nur Schritt gehen, meinte er, aber mit meiner Mutter würde ich ja wohl auch nur Schritt reiten. Eigentlich wollten wir Ausreiten, so richtig, nicht nur Schritt. Dann bot er mir die junge Schimmelstute von einem Bekannten an, der öfters Verkaufspferde in seinen Stall stellt, die könnte ich nehmen und auch ein bisschen traben.
Kurze Vorgeschichte, die mir bekannt war: kurz nachdem die Stute in den Stall kam, wurde sie in eine schöne, große Außenbox gestellt. Die Box ist an drei Seiten zu und hat ein großes Tor aus Eisenstangen, ca. 130m hoch. Die Stute bekam von jetzt auf gleich einen Panikanfall und sprang aus dem Stand los und überschlug sich über dem Tor. Als Dank wurde sie von Stallbesitzer und Besitzer restlos verprügelt. Diese Geschichte wurde mir nur erzählt.
Kurz drauf kam ich in den Stall, als eine junge Frau ziemlich fertig auf einer Kiste saß. Sie hatte die Schimmelstute nun schon öfters geritten. Doch an dem Tag hatte die Stute wieder Panik bekommen und ist in der Halle durchgegangen. Sie konnte nicht mal mehr gebremst werden, in dem sie in eine Ecke gesteuert wurde, denn sie drehte um und rannte weiter. Die junge Frau rettete sich durch einen freiwilligen Sprung ins

Nichts. Von da an ritt der Stallbesitzer die Vierjährige selbst, natürlich nur mit Schlaufzügeln, einem sehr scharfen Hilfsmittel in den falschen Händen.

Mehr wusste ich von dem Pferd nicht. So machte ich mir Gedanken, wie ich diesen Ausritt überleben könnte. Der Schlaufzügel ist für mich ein absolutes Tabu, weil ich nur fein reite und es bei mir nichts Hartes mehr gibt. Ich sprach mit meiner Freundin, die mir riet, gegen meine Prinzipien zu verstoßen und meiner Sicherheit den Vorrang zu geben. Gesagt getan...
Wir kamen in den Stall und ich begrüßte die Stute ruhig mit einer Karotte. Ob sie je schon mal eine gefressen hatte, weiß ich nicht. Ich putzte sie und zog ihr Gamaschen an. Sie stand ruhig da und wusste nicht wirklich, wie ihr geschah. Sie ließ sich brav satteln, wobei ich deutlich merkte, dass sie sich gar nicht traute, nur einen Muck zu machen. Am Kopf hatte sie überall offenen Stellen, von den viel zu eng geschnallten Riemen. Beim Aufsteigen bat ich eine Freundin, sich neben sie zu stellen. Ich schob die Kiste neben sie, noch war alles normal. Doch als ich die erste Bewegung Richtung Aufsteigen machte, hatte die Stute nur noch Angst. Sie blieb brav stehen, gedrillt und hart erzogen. Ich rutschte ganz sanft in den Sattel und bewegte mich erst mal nicht. Das entspannte sie etwas. Dann ging es los. Wieder spannte sie hoch, als aber von mir keine Gegenwehr kam, hörte sie auf zu zackeln. Meine Mutter und ich ritten nebeneinander her und sie ging braven Schritt. Ich hatte die Zügel aufgenommen und die Schlaufen auf Entspannung aber griffbereit. Nach 200m

gurteten wir nach. Sie erschrak, ließ mich aber gewähren. Bei der Schritttour wurde sie etwas gelassener und merkte, dass ich ihr nichts tue. Dann kam die erste Trabstrecke. Ich ritt voraus, in der Absicht, dass sie hinten nicht heiß wird. Sie trabte ruhig unter mir, als ich plötzlich ihre Angst sah und ein viel zu schweres Gewicht auf ihrem Rücken, dass sie ohne Rücksicht voran trieb und sie dabei vorne aber fest am Maul hatte. In dem Moment, als ich ihre Angst spürte, bekam sie ihren Panikanfall und rannte los. Weg, einfach nur weg, und sie hatte solche Angst. Ich fühlte mich trotz ihrer Panik ruhig und sicher. Ich sortierte die Zügel und schaute erst mal, wo ich am besten bremsen konnte. Nirgends! Somit benutzte ich wohl oder übel den Schlaufzügel. Dadurch, dass meine Mutter Mura zum Stehen gebracht hatte und ich der Stute keine Angst vermittelte, ließ sie sich anhalten. Zitternd stand sie da und erwartete ihre Strafe. Sie zog den Kopf ein, wie ein Kind, dass auf die Ohrfeigen wartet. Ich sprach stattdessen ruhig auf sie ein und drehte langsam um, um meiner Mutter entgegen zu reiten. Die stand mit Mura neben meinem Cappy, das ich bei dem Tempo verloren hatte. Da mir klar war, dass ich in dem Moment nicht absteigen kann, ließ ich es auch bleiben. Wir ritten weiter und nach kurzer Diskussion mit meiner Mutter trabten wir auch wieder an. Diesmal blieb ich hinten, weil mir klar wurde, dass die Stute vor allem, was von hinten kommt, Angst hat. Sie verhielt sich ruhig und trabte ganz brav. Danach folgte eine längere Schrittpause, bei der sie immer mehr entspannte. Und dann kam der erlösende Schnauber, vor dem sie sich wiederum erschrak. Wahrscheinlich wusste sie gar nicht, dass man so was unter einem Reiter machen kann. Die nächste Trabtour verlief völlig ruhig und sie konzentrierte sich voll und ganz auf mich. Dass Mura davon galoppierte, interessierte die Schimmelin nicht. Auf dem Rückweg zu meiner Mütze trabten wir wieder mit Erfolg. Nachdem ich keine Lust hatte, bis dorthin zurück mit dem Fahrrad zu fahren, beschloss ich nun doch abzusteigen. Wir hielten und als ich anfing größere Bewegungen zu machen fiel sie sofort wieder in ihre Angst. Ich sprang ab und sie erschrak fürchterlich. Da ich sofort nachgab, blieb sie auch gleich stehen. Ich holte meine Mütze und wartete einen Augenblick. Doch ihre Angst war so präsent, dass an aufsitzen nicht zu denken war. Ich schickte meine Mutter schon mal los, zog der Schimmelin die Zügel über den Kopf und wir liefen hinter her. Ich hatte den Eindruck, sie traute ihren Augen nicht. So marschierten wir einträchtig die nächsten 15 Minuten nebeneinander her und versanken in einer wundervollen Einheit...

Ich erzählte ihr, wie leid sie mir tut und wie gerne ich ihr helfen würde. Dass es auch anders sein kann im Pferdleben und sie ein wundervolles Pferd ist. Da antwortete sie mir, dass es in Ordnung sei. Sie sei froh mich getroffen zu haben, um mit mir diesen kurzen Weg zu gehen. Sie hätte ihre Aufgabe und ich hätte meine. Da fing ich an zu weinen und hatte das Gefühl, ihre ganze Angst läuft aus mir raus. Wir waren für einen Moment Eins und somit vollkommen. Dann hielt meine Mutter an, um zu warten und alles war vorbei...

Kurz vor dem Stall fuhr der Stallbesitzer mit dem Traktor vorüber in den Hof und ich hatte überhaupt keine Lust

ihm zu erklären, warum ich das Stütchen führte. Die Folgen für sie wären zu katastrophal... So hielt ich sie an und stieg wieder auf, einfach so und sie zuckte noch nicht mal mit der Wimper. Wieder angekommen, erzählte ich, wie nett sie gegangen sei und ich sie am nächsten Tag gerne noch mal reiten würde.
Gesagt getan, Muttern und ich fuhren wieder in den Stall. Ich brachte den Stuten Bananen mit, was die Schimmelin wohl ganz sicher noch nie hatte. Sie mochte es. Beim Satteln hatte sie wieder den gewohnten Respekt, stand aber viel gelassener da. Bis zu dem Augenblick, als der Stallbesitzer zu hören war. Wie auf einen Knopf gedrückt, war ihr Hirn abgeschaltet und die Angst beherrschte ihr volles Sein. Ich strich sie ab, um ihr Bewusstsein wieder auf ihren Körper zu lenken und erreichte somit, dass sie wenigstens mich wieder wahrnahm, um mich aufsteigen zu lassen. Als wir losritten, war sie voller Angst. Ich ritt wieder hinter Mura, entlastete sie soweit es ging und sprach ruhig auf sie ein. Nach ein paar Minuten wurde es besser und sie konzentrierte sich mehr auf mich. Dann musste ich wieder nachgurten. Wir hielten an und ich bewegte das Bein. Nichts zu machen, sie hatte sofort wieder die blanke Panik. Somit ließ ich es einfach bleiben und ritt weiter. 300m später kamen uns drei Isländer entgegen. Wir ritten auf einen Seitenweg und blieben stehen. Als die fremden Pferde vorbei waren, hatte ich plötzlich das Gefühl, sie erkennt, dass ich sie respektiere, so wie sie ist, als Pferd. Sie ließ mich ohne Probleme nachgurten und es war, als ob wir die Angst auf dem Seitenweg liegen gelassen hätten. Nach der ersten Trabtour

befestigte ich den Schlaufzügel am Mariahilfszügel und achtete nur noch darauf, dass er sie nicht stört ohne ihn zu nutzen. Sie hatte sogar zwischenrein ganz normale Furcht vor Kühen und erlaubte sich, diese mit erhobenem Kopf zu betrachten. Sie achtete auf Mura und wollte nicht, dass der Abstand zu groß wird. Sie ging am seidenen Faden und hörte meine Hilfen. Und zum Schuss ging sie am hingegebenen Zügel bis zurück zum Stall. Natürlich ging mir durch den Kopf, meinen Wochenplan umzuschmeißen, damit ich sie ab und an noch mal reiten kann. Doch es macht mir Stress in der Familie, nimmt mir die Zeit für Mura und bringt nichts außer Kummer, denn in dem Moment, wenn einer der Männer wieder auf ihr sitzt, ist alles hinüber. Und doch hoffe ich, dass sie niemals vergisst, dass es auch Reiter gibt, die aus einem feinen Holz geschnitzt sind und sie zum richtigen Zeitpunkt den Duft wahrnimmt, um in den richtigen Händen entsprechend zu reagieren.

Wie tief müssen wir Reiter sinken, damit wir fallen, um auf dem rechten Fuß wieder aufzustehen?

Dies war ein sehr einschneidendes Erlebnis, das ich damals hatte. Mittlerweile habe ich schon öfters erlebt, dass ich mit einem Pferd weinen musste. Unter anderem mit unserem Stallmitbewohner Fave. Ich habe ihn lange Zeit physiotherapeutisch an seinem Hinterbein behandelt. Bei ihm durfte ich die ersten intuitiven Bilder sehen, wie wohl mit ihm umgegangen wurde, als er noch als Rennpferd und Deckhengst eingesetzt war. Ich nahm Dinge wahr, von denen ich noch nie vorher etwas gehört hatte. Ich hatte den Eindruck, dass ihm starke ätherische Öle in die Nüstern geschmiert wurden. Warum wusste ich nicht. Erstaunlicherweise las ich zwei Monate später einen Artikel, dass Deckhengste früher, als noch im Natursprung gedeckt wurde, mit ätherischen Ölen eingeschmiert wurden, damit sie alle Stuten deckten. Mit ihm stand ich dann irgendwann beim Misten zusammen und musste einfach nur weinen, über als das Unglück, das ihm widerfahren war. Irgendwann träumte ich sogar, dass er mich darum bat, ihn zu unseren morgendlichen Ausritten mitzunehmen. Das war aber leider nicht machbar. So ging ich zu ihm und erklärte ihm die Gründe, warum ich ihn nicht mitnehmen konnte. Es war immer schön, in seiner Nähe zu sein und meine Gefühle für ihn waren voller Achtung und Respekt, da er so einen weisen Eindruck machte, die Dinge so zu nehmen, wie sie eben sind. Doch ich durfte noch etwas ganz Außergewöhnliches mit Fave erleben. Eines Tages kam ich auf die Wiese und er trat mir wie absichtlich auf den Fuß. Genau auf mein Hühnerauge, dass mich schon jahrelang plagte. Plötzlich wusste ich, dass er es mir in diesem Augenblick „weg gemacht“ hat. Vier Wochen später war das Hühnerauge verschwunden und ist seither nicht mehr aufgetreten. Das ist mittlerweile drei Jahre her.

Das war auch die Zeit, in der mich mein Junger, Mika, völlig erstaunte. Wie schon erwähnt, hat er mich dazu gebracht, ihn völlig anders auszubilden, als mein Verstand mir es immer vorgeben wollte. Auch heute noch erstaunt er mich mit Dingen, die wir plötzlich machen können, als ob wir es schon ewig trainiert hätten. Doch

am erstaunlichsten waren die Momente, in denen er genau das tat, was ich ihm sagte. Leider funktioniert das bis jetzt immer nur, wenn ich es ihm ungewollte sage. Beim ersten Mal war es tatsächlich unser erstes Mal. Ich wollte ihn ohne Führzügel, alleine reiten, gemeinsam mit einer Stute, die von ihrer Besitzerin geritten wurde. An der Burg gab es eine Mauer, von der wir immer rückenschonend aufsaßen. Nun stand Mika völlig schief da und ich konnte nicht aufsitzen. Ich sagte zu ihm: "Könntest du dich bitte so hinstellen, dass ich aufsitzen kann!" Er drehte sofort bei und stand perfekt neben der Mauer. Ich war völlig baff.
Noch offensichtlicher war aber mein Erlebnis, als wir zum ersten Mal „ohne alles" ritten und das auch fotografieren ließen. Ich hatte erst den Halsring dran, den ich dann später ins Gras warf. Wir ritten mehrere Male an dem Teil vorbei, ohne dass etwas geschah. Erst als wir mit dem Fotografieren fertig waren, ritt ich Richtung Stall und sagte aus Spaß: „Mika heb mal den Halsring auf!" Und genau das tat er.
Seither rede ich mit dem Pferd, erkläre ihm alles und bin immer wieder erstaunt, wie deutlich er mir zeigt, dass er weiß, was ich meine.
Eine weitere sehr amüsante Geschichte erlebte ich mit ihm, als deutlich wurde, dass seine Reitbeteiligung nicht mehr zu uns passte. Im Jahr zuvor zeigte Mura schon, dass sie nicht mehr von ihr geritten werden möchte, da sie oft zu lange und zu oft auch sie ritt, obwohl anfangs eigentlich nur von ab und an die Rede war. Mura ging drei Wochen lang lahm. Für mich und die Pferdeosteopathin klar, dass es ein Hufgeschwür war,

doch alle Behandlung blieb erfolglos. Als nach drei Wochen noch der Schmied kam und meinte, es sei kein Hufgeschwür, setzte ich mich mit dem Pendel unter meine Pyramide in der Praxis und pendelte. Wieder kam Hufgeschwür. Diesmal fragte ich mich, was war dieses Hufgeschwür und was muss geändert werden. In dem Augenblick sah ich die Reit-beteiligung vor mir und der Tensor raste. Ich fragte weiter, ob alles OK ist, wenn Mura nicht mehr von ihr geritten wird. Letztendlich kam raus, dass die tatsächliche Reitbeteiligung der Stute am nächsten Tag mit ihr ins Gelände gehen könne und alles gut sei. Und genau so war es. Nach der Aktion unter der Pyramide war sie „lahmfrei" und wurde nur noch von mir und der richtigen Reitbeteiligung geritten, da die andere Dame ausschließlich für Mika zuständig war.

Bei ihm spürte ich dann eben im folgenden Jahr, dass auch er nicht mehr von ihr geritten werden möchte. Nun ist es nach so langer Zeit, die sie da war, nicht wirklich einfach hinzugehen und zu sagen: „Hey, Mika möchte nicht mehr von Dir geritten werden!" Somit sagte ich zu ihm, dass er sich wohl was einfallen lassen müsste und vergaß die Sache wieder, da auch ich eine enorme Entlastung durch eine Reitbeteiligung habe.

Zwei Monate später riss Mika sich dreimal in zwei Wochen ein Eisen ab. Daraus resultierte eine Odyssee mit Schmied, Eisen komplett ab und Hufschuhen, die jedes Mal in der falschen Größe kamen. Und einer völlig unzufriedenen Reitbeteiligung, die mit ihren Ansprüchen, im Gelände reiten zu können, die Stimmung auch noch verschärfte. Nachdem die bestellten Hufschuhe zum dritten Mal auf sich warten ließen, eskalierte die Situation und die Reitbeteiligung kündigte. Zwei Wochen später wurde Mika wieder beschlagen, die Hufschuhe, die mittlerweile nochmal falsch kamen, wurden zurück geschickt und die Eisen saßen bombenfest. Zur gleichen Zeit meldete sich eine neue Frau, die eine Reitbeteiligung suchte und prima zu uns passt. Denn es ist nicht leicht, eine gute Reitbeteiligung zu finden. So hat sich Mika tatsächlich selbst gekümmert, wenn man so will, dass sich alles verändern konnte.

Mika zeigte uns auch, dass es Heilungen gibt, die es medizinisch eigentlich nicht geben kann. Er hatte über ein halbes Jahr ständig mit den Zähnen zu tun, Tier- und Pferdezahnarzt erklärten mir, dass ich um eine Operation nicht herum kommen werde. Doch in mir sagte ständig eine Stimme, ich solle noch warten, bevor ich in die Klinik fahre. Wieder holte ich mir Rat bei der Pferdeosteopathin, die das gleiche sagte. Nach fünf Monaten ergab es sich, dass wir den Stall wechseln würden. Somit war mir klar, dass ich erst den Wechsel abwarte und mich nach der Umgewöhnung um die Operation kümmern würde. Kaum waren wir umgezogen, waren die Zahnbeschwerden weg und sind nicht mehr aufgetreten.

Das erstaunlichste Erlebnis dieser Art hatte ich vor kurzem, als ich mit einer Kollegin vom Pferdecoaching eine Sitzung für ein Mädchen vereinbarte, die im Jahr zuvor ihren Vater verloren hatte und seither immer mehr Allergien entwickelte. Es war klar, dass wir mit Mura arbeiten wollten, doch als ich in den Stall kam, hatte Mika alle Anzeichen einer schweren Kolik. Unseren

Tierarzt konnte ich nicht erreichen, sondern nur den Hinweis auf eine Vertretung. Somit führte ich Mika erst einmal, versorgte ihn mit homöopathischen Mitteln und wartete auf meine Kollegin. Als sie kam, meinte sie, dass Mika auf jeden Fall etwas mit der geplanten Arbeit mit dem Mädchen zu tun hätte. Kurz darauf fiel mir auf, dass er ganz ähnliche Symptome zeigte, wie der Vater der Klientin kurz vor seinem Tod. Somit arbeiten wir energetisch mit dem Pferd und bezogen erst ihn mit in die Arbeit des Coachings ein, bevor wir Mura holten. Mika erholte sich sichtbar und nach getaner Arbeit war klar, dass kein Tierarzt mehr geholt werden muss. Bis zum Abend waren alle Symptome verschwunden und es war nicht mehr zu erkennen, dass Mika eine schwere Kolik hatte.

Alle diese Geschichten sollen zeigen, dass es viel mehr Gründe für die Dinge gibt, die geschehen, als unser Verstand es zu erklären vermag. Wir erleben jeden Tag so viele erstaunliche Gegebenheiten und lassen sie ungeachtet an uns vorüber streichen. Wenn wir lernen, unsere Aufmerksamkeit zu sensibilisieren, werden wir viel weniger leiden, da sich vieles durch Vertrauen und Zuversicht von alleine löst. Wir ersticken im Gedankenkarussell und leiden, nicht an der Tatsache der Situation, sondern an den Gedanken, die wir uns über diese Situation machen. Normalerweise hätte ich bei den Symptomen, die mein Pferd zeigte, sofort den Vertretungsarzt gerufen und die innere Stimme überhört. Doch im Vertrauen auf diese hat sich alles von alleine gelöst und ich durfte wieder erleben, dass es täglich kleine Wunder gibt. Damit möchte ich natürlich nicht

sagen, dass man nicht zum Arzt gehen soll, um auf ein Wunder zu hoffen. Der Besuch beim Arzt kann auch sehr lehrreich sein. Es ist immer die Frage, was für den Augenblick richtig ist. Da wir aber schon heute darüber nachdenken, was morgen richtig sein könnte, ist es nicht möglich, die richtige Entscheidung zu treffen, da wir nicht wissen können, wie es richtig sein wird.
Das Pferd zeigt uns immer den Jetzt-Zustand. Das Pferd reagiert immer auf den Augenblick. Natürlich ist es auch geprägt durch sein Umfeld, die Ausbildung und vielleicht sogar traumatische Erlebnisse. Doch der gravierende Unterschied im Umgang mit unserer Umwelt ist, dass wir darüber nachdenken, was ist, wenn es nochmal passiert. Oder unbewusst die Entscheidung treffen, dass uns dies nie mehr passiert und wir uns somit von allen Gefühlen abblocken. Man kann nicht sagen, das fühle ich und das fühle ich nicht. Wenn ich die schlechten Gefühle nicht zulasse, kommen auch die wahrlich guten nicht. Und wir werden gebeutelt von einem wilden Durcheinander an Gefühlen, deren wahre Ursache wir nicht erkennen. Meist wollen sie uns nur auf die verborgenen Gefühle in uns aufmerksam machen.
Wenn ein Pferd traumatisiert wurde, wird es in einer ähnlichen Situation deutlich die Anzeichen der Traumatisierung zeigen. Als zu meiner trächtigen Stute nach einem halben Jahr der Tierarzt kam, fing sie am ganzen Körper an zu zittern. In all den Jahren, die ich Mura nun habe, habe ich gelernt, dass Druck für sie unerträglich ist. Sie hat viel Druck von all den Händen, durch die sie gegangen ist, erfahren und auch viel zu viel von mir am Anfang. Als wir noch in dem Offenstall standen, ver-

suchten die Stallpächterin und ich Mura durch den Kältevorhang zu führen. Das sind große Streifen aus Plastik, die am Boxeneingang hängen und nur für ein Pferd gut durchgängig ist. Doch Mura hatte großen Respekt vor diesen gefährlichen Dingern. Wir haben drei Stunden mit Geduld und Spucke auf das Tier eingeredet. Irgendwann ist sie dann mit Augen zu und durch hinter mir in die Box geschossen. Prima, und dann ging sie nicht mehr raus. Erst als wir den Vorhang ganz weit aufgemacht haben, ging sie raus. Ich gab auf. Also wurde das Ding wieder abgehängt und nur die Nachbarbox hatte weiterhin einen Kälteschutz. Kurze Zeit später kam ich in den Stall und Mura stand völlig selbstverständlich in der Box mit Vorhang. Ich konnte es kaum glauben.
Wenn wir lernen, uns selbst auch die Zeit zu geben, Dinge zu lernen und zu erfahren, werden wir völlig frei von Unzufriedenheit sein. Alles braucht seine Zeit. Wie sagt man so schön: „Rom wurde auch nicht an einem Tag erbaut". Damit ist vor allem gemeint, dass die Dinge Zeit brauchen, um zu wachsen.
Wir stellen uns in unserem Kopf immer schon vor, was alles getan sein muss. Allein ein Tag verursacht so unglaublich viel Stress in uns. Wir sitzen im Auto und saugen in Gedanken schon die Wohnung. Wir gehen durch den Laden und stehen im Kopf schon am Herd. Wir sitzen in der Sonne und planen den nächsten Tag. Und dann bekommen wir totalen Stress, weil wir im Kopf viel zu viel für eine Stunde erdacht haben, als in 60 Minuten passt.
Wenn das Pferd Hunger hat, frisst es, wenn es kuscheln will, kuschelt es und wenn nicht, zeigt es das einfach

ohne darüber nachzudenken, ob sein Kumpel danach beleidigt ist.
Ein Pferd kann nicht beleidigt sein, weil man dazu über die Dinge nachdenken muss. Ein Pferd freut sich oder es freut sich nicht. Und wenn ich den Eindruck habe, dass es sich nicht freut, dann hat das immer einen Grund in der Energie, die im Moment vorhanden ist.
Das macht die unterstützende Arbeit mit dem Pferd im Bereich der Heilung unserer Seele so wertvoll. Das Pferd kann gar nicht anders, als die Situation reflektieren. Und dann geschehen wundersame Dinge, die ich gerne mit einigen Beispielen erzählen möchte.
Davor möchte ich aber noch kurz auf unseren Umgang mit dem Pferd eingehen. Jeder Mensch weiß, dass man nicht hinter ein Pferd treten darf, weil es sonst ausschlägt. Da sind wir schon beim ersten Glaubenssatz, den kaum einer überprüft, wie so viele andere „das macht man so" auch. Warum sollte ein Pferd austreten? Warum sollte ein Pittbullterrier schneller beißen als andere Hunde? Höchstens, weil sie es vom Menschen so gelernt haben. Und wenn bei den Pferden eine Unstimmigkeit herrscht, dann sollte man eh´ auf Abstand bleiben. Man geht aber auch nicht mal eben in eine Gruppe schlägernder Jugendlicher, ohne sich bewusst zu sein, dass man das tatsächlich kann. Ein Pferd tritt nicht einfach so aus Lust und Laune aus. Es tritt dann aus, wenn ihm ein anderer, auch ein Mensch, unerwünscht zu nahe kommt. Als ich ein junges Mädchen war, stand ich vor einer Pferdewiese. Da ich ja überzeugt war, dass ich die totale Ahnung von diesen Tieren habe und weiß, wie man mit ihnen umgeht, bin ich einfach auf die Wiese

gegangen. Die Haflingerstute hat sich umgedreht und ganz gezielt nach mir getreten und mich in den Bauch getroffen. Ich habe mich fürchterlich beleidigt gefühlt, dass dieses blöde Tier so böse war. Doch eigentlich habe ich genau gespürt, dass mein Verhalten nicht in Ordnung war, und das hat mir das schlechte Gefühl bereitet. Ohne zu fragen, ohne nachzudenken bin ich einfach in ein fremdes Territorium eingetreten. Und genau das machen wir ständig. Mittlerweile ist es so einfach die unsichtbaren Grenzen unserer Mitmenschen zu überschreiten. Wir posten unsere Meinung öffentlich auf allen möglichen Internetseiten. Wir haben in den meisten Fällen keine Ahnung, was einen Menschen tatsächlich bewegt, wissen es aber trotzdem besser. Und ein schöner Vergleich ist der Umgang mit den Pferden. Wir gehen einfach hin und fassen an. Ganz oft klopfen die Reiter ihrem Pferd den Hals. Auch ich habe mir nie Gedanken gemacht, bis mir eine Kollegin erzählte, dass eines ihrer Pferde bei einer Ausbildung zur Tierkommunikation sagte, es würde geschlagen werden. Vielleicht ein paar Worte dazu. Bei der Tierkommunikation versucht man wahrzunehmen, ob das Pferd in dem Fall etwas zu sagen hat. Oft kommen ganz erstaunliche Dinge raus und der Tierkommunikator erzählt Dinge, die er eigentlich nicht wissen kann. Somit kann man erkennen, wo die Ursache für Schwierigkeiten im Umgang mit dem Tier liegt. Bei dieser Ausbildung nun sollten die Teilnehmer sich auf eine Koppel setzen und wahrnehmen, dabei wussten sie nicht, wirklich welche Sätze in ihrem Kopf von welchem Pferd kamen. Geschlagen wurde keines der Pferde. Doch nach längerem

Überlegen fiel der Besitzerin der Pferde ein, die alle beim therapeutischen Reiten mit behinderten Kindern eingesetzt wurden, das ein Mädchen ihr Pferd nach dem Reiten immer ganz feste abklopft. Bei der Geschichte habe ich erst bewusst darüber nachgedacht, was ich und die meisten anderen Reiter da machen. Und wieder geht es nur um die Bewusstwerdung. Natürlich darf ich dem Pferd über den Kopf streichen und es beschmusen, aber ich sollte sicher sein, dass es das auch wirklich möchte. Wir fassen ganz selbstverständlich an und ahnen nicht, dass die Pferde uns ganz ähnlich sind und „gefragt“ werden wollen. Bei der Aufstellung kommt das Pferd freiwillig und stellt sich dazu. Zu genau dem Zeitpunkt, wenn es für es richtig ist. So wie wir die Pferde ganz oft zwingen, Dinge zu tun, die sie gar nicht möchten, zwingen wir uns selbst noch viel mehr, ganz viele ungewollte Dinge zu tun. Warum sagt ein 50jähriger: „Nur noch zehn Jahre bis zur Rente“? Klingt das nach freudiger Berufung? Wie viele Menschen fahren nach Hause und hoffen, dass der Partner noch nicht da ist? Oder man redet schon seit Jahren nicht mehr mit den Geschwistern, weil das Gedankenkarussell in unserem Kopf einen dazu zwingt. Man gibt Geld aus, das man nicht hat und isst Dinge, die Bauchschmerzen bereiten.
Bei der Pferdeaufstellung kann man nichts erzwingen. Das Pferd zeigt uns ganz genau, ob wir auf dem richtigen Weg sind. Und wenn es nicht reagiert oder in dem Augenblick völlig aufgeregt und abgelenkt ist, dann hat genau das mit den Energien der aktuellen Situation zu nun. Nichts geschieht ohne Grund.

Aufstellungsarbeit mit dem Pferd

Ich hatte bereits im Allgäu eine Aufstellung, in der es um ein Pferd ging, die mich sehr beeindruckt hat. Damals kam ganz klar raus, dass das Pferd eigentlich keine Turniere gehen möchte, aber für die Tochter der Besitzerin gerne bereit ist, dies zu tun. Das Pferd kam von einem Händler und galt als unreitbar. Meine Freundin ist eine sehr erfahrene Reiterin mit viel Gefühl. Sie nahm sich viel Zeit und langsam wuchs das Vertrauen und somit auch die Bereitschaft, wieder geritten zu werden. Eine lang andauernde Lahmheit des Tieres zeigte ihr deutlich, den Stall zu wechseln, was wieder eine positive Veränderung brachte. Doch es gab immer wieder Probleme und meine Freundin war sich nicht sicher, ob sie das Pferd ihrer Tochter für den Turniersport geben sollte. Seit der Aufstellung sind Tochter und Pferd bis zur Bayrischen Meisterschaft erfolgreich unterwegs gewesen. Das „unreitbare" Tier hat mit Freude und Elan der ganzen Familie wundervolle Erfolge beschert.

Im Rheinland hatte ich dann die erste Steinaufstellung, bei der es um ein Pferd ging. Der Wallach einer Stallkollegin ging immer wieder unergründlich lahm. Es war faszinierend, denn es stellte sich heraus, dass die Ursache in der Energie der Familie lag. Das Ehepaar dachte darüber nach, zu ihrer eigenen Tochter ein Pflegekind aufzunehmen. Die Frage war, ob sie zeitlich alles unter einen Hut bekommen und dann auch noch genügend Zeit für das Pferd vorhanden ist. Als das geklärt war und ich der Pferdebesitzerin noch den Tipp gab, in Ruhe ihrem Pferd zu erklären, dass es auf gar keinen Fall verkauft wird, war die Lahmheit passé. Mittlerweile lebt das Pflegekind seit vielen Jahren in der Familie – mit drei Pferden.

Seither kam es immer wieder vor, dass in den Systemischen Aufstellungen ein Thema über ein Pferd aufgestellt wurde. Immer zeigte sich ganz klar, dass das Pferd eigentlich weiß, um was es geht. Immer wieder erkannte man den Spiegel, den das Pferd seinem Besitzer vorhielt. Die Schwierigkeit mit dem Pferd oder dessen Problem hatte immer etwas mit dem dazugehörigen Menschen zu tun. Erkannte der Mensch das, verschwand das Problem.

Eine Aufstellung war besonders erstaunlich für mich. Eine Dame aus dem Offenstall, in den ich damals gezogen bin, stellte ihre Schwierigkeiten mit ihrem Vollblüter auf. Er war auf der Wiese immer ganz ruhig, fast lethargisch und kümmerte sich kaum um die anderen Pferde. Die Aufstellung hatte zwar ein anderes Thema, aber am nächsten Tag spielte das Pferd zum ersten Mal mit meinem damals noch sehr jungen Mika. Das hatte zuvor nie stattgefunden und wir waren alle baff erstaunt.

Mir zeigte diese Arbeit, dass es viel tiefere Energien gibt, die eigentlich für das wahre Zusammenspiel in der Kommunikation untereinander verantwortlich sind. Zur gleichen Zeit entdeckte ich die Arbeit „the work“ von Byron Katie. Das Fazit dieser Arbeit war für mich, dass

ALLES was mir geschieht, ausschließlich mit MIR zu tun hat. Somit auch dass, was mein Pferd mir spiegelt. Erkenne ich mich, verändert sich das Thema des Pferdes. Einige meiner Spiegelgeschichten beschrieb ich bereits.

Nun kam es, dass ich innerhalb eines Monats von zwei völlig unterschiedlichen Frauen, einer Psychologin und einer spirituellen Pferdefrau, angesprochen wurde. Beide hatten eine Aufstellung mit Pferden erlebt. Das sei doch genau das richtige für mich, das müsste ich machen. Da ich eigentlich genug zu tun hatte, kam dieser Gedanke für mich aber gar nicht in Frage. Im Herbst veranstaltete ich mein Pferdeseminar für Kommunikation und Feingefühl zwischen Reiter und Pferd. Der Kurs fand auf dem Hof meiner Pferde-osteopathin statt, die ein teilnehmendes Pferd, Kopernikus, in Behandlung hatte. Dieser zeigte starke bronchiale Symptome und litt immer wieder an Atemnot. Die Osteopathin schlug vor, ob man das vielleicht aufstellen könnte. So erlebten wir in diesem Kurs völlig unerwartet die erste Aufstellung mit dem Pferd.

Ich wusste auch nicht wirklich, was mich erwartet. Da wir vermuteten, dass die Probleme mit dem Stall zu tun hatten, wollte ich auch einen Stellvertreter für den Stall aufstellen lassen. Doch als dieser rein gestellt werden sollte, schnitt Kopernikus ihm ständig den Weg ab, und erst nach einer Weile begriffen wir, dass er zeigte, dass der Hof nicht dazu gehörte. Somit ging ich dann von der aktuellen Hofsituation in das Genogramm über. Stell-vertreter für Vater und Mutter wurden aufgestellt. Sofort stellte sich das Pferd zwischen diese zwei, für ihn unbekannten Personen. Genau dort lag dann letztlich auch der Knackpunkt für die Zeichen der Erkrankung. Die Besitzerin wurde von ihren Eltern als Kind in eine Klinik für Bronchialerkrankungen gebracht und musste dort mehrere Wochen alleine ohne Eltern verbringen. Als das durch die Stellvertreter und dann auch die Aufstellerin gefühlt, geklärt und gelöst werden konnte, ging das Pferd aus der Aufstellung raus und weidete am hinteren Rand des Reitplatzes.

Von nun an war klar, das wollen wir alle öfters erleben. Dieses so unverkennbare Mitwirken des Pferdes war unbeschreiblich.

Im Frühjahr machten wir die nächsten Aufstellungen und wieder war immer ganz klar, was das Pferd ausdrücken möchte. Selbst wenn es sich nicht an der Aufstellung beteiligte, war klar, dass wir auch noch nicht am Punkt waren. Bei der ersten Aufstellung in Satzvey war meine Stute Mura die Stellvertreterin für das Thema. Sie war völlig nervös und machte eigentlich den Eindruck, als ob sie nur mit den Pferden auf den Koppeln beschäftigt sei. Doch als wir zur Lösung kamen, wurde sie ruhig und lief plötzlich völlig unerwartet hinter der Aufstellerin, die überhaupt keinen Bezug zu Pferden hatte, her. Mura stand für das Thema der Liebe und wurde ruhig und anhänglich, als die Blockade innerhalb der Familie geklärt werden konnte.

Es wird immer wieder klar, dass Pferde auf die Gefühle der Menschen reagieren. Weniger auf die offensichtlichen, als auf die unbewussten Gefühle.

Ein interessantes Erlebnis hatte ich mit einer Klientin beim Bodytalking, die mir erzählte, dass es ihr ganz oft passiert, dass sie weinen muss, wenn sie mit dem Pferd ihres Vaters unterwegs ist. Sie sagte aber auch, dass es sich immer so anfühlt, als ob sie für etwas, dass das Pferd betrifft weinen würde. Wir überlegten und sahen auch klar, dass es auch immer etwas mit ihr zu tun haben muss. Der Groschen fiel, als wir feststellten, dass sowohl das Pferd als auch der Vater ganz früh die Mutter verloren hatten. Somit trugen sie die gleiche Trauer in sich. Der Vater völlig unbewusst, das Pferd auf seine Art bewusst, und fließen darf es über die Gefühle der Tochter und Reiterin. Wichtig ist dabei, dass wir nicht ins Bewerten kommen. Oh, dass arme Pferd, es hat seine Mutter verloren. Das ist genau das, was Pferde nicht tun. Sie fühlen, genau wie wir Menschen. Aber sie fühlen das reine Gefühl in sich und nicht die Emotionen, die durch die Gedanken ausgelöst werden. Wenn wir genau diese Kunst lernen, dann sind wir frei von jeglichen Problemen. Probleme entstehen immer durch die Abwehr der aktuellen Wahrheit. Wenn wir eine geliebte Person verlieren oder ein Tier zu früh seine Mutter, dann entsteht Trauer. Diese Trauer wird immer in einem sein. Wer dies erlebt hat, weiß wovon ich spreche. Doch in den meisten Fällen versuchen wir, die Trauer loszulassen. Wie kann ich die Trauer loslassen, wenn sie mir doch zeigt, dass ich geliebt habe. Denn dahinter steht die Liebe zu einem Wesen, das nun nicht mehr da ist, und das ist traurig. Wenn ich dieses Gefühl in mir annehme und mir erlaube, es zu fühlen, habe ich es letztlich losgelassen. Und manchmal gibt es Momente im Leben, da ist es an der Zeit, genau dieses Gefühl zu

fühlen. Genauso wie Hunger und Durst, denn Gefühle sind die Essenz unseres Lebens.
Zitat Robert Betz, „Bonbons wollen gelutscht werden und Gefühle wollen gefühlt werden“.
Und manchmal erleben wir das Wunder des wahren Mitgefühls. Das sind die Momente der Gänsehaut, der Freudentränen und auch der gemeinsamen Trauer. Und genau das erleben wir bei den Pferdeaufstellungen. Die Tiere zeigen punktgenau, wann das richtige Wort gesprochen wird oder die richtige Person auf den passenden Platz gestellt wird. Sie zeigen ebenso an, wenn die Aufstellung noch nicht klar gelöst ist. Und man erkennt ganz genau, wenn sie gelöst ist. In vielen Aufstellungen habe ich schon magische Momente erlebt, wenn Herzen sich öffnen und Mitgefühl fließt. Doch unschlagbar ist es, wenn das Pferd unverkennbar zeigt, dass es tatsächlich die Energie der Aufstellung reflektieren kann.

Mittlerweile haben wir schon viele Pferdeaufstellungen erlebt und jede für sich war ein besonderes Erlebnis. Im Anschluss möchte ich von einigen berichten. Berichten von etwas, von dem man eigentlich gar nicht berichten kann, sondern nur erleben.

Erlebte Pferdeaufstellungen

Loslassen

Eine sehr spannende Aufstellung war das Thema, die Ursache für das tiefe Gefühl, jemanden oder etwas loslassen zu müssen. Die Dame hatte schon viel an sich gearbeitet und war für die Kommunikation mit Tieren sehr offen. Vor einiger Zeit war ihr Hund gestorben, doch sie hatte ganz klar die Information, dass er es nicht war, der losgelassen werden musste. Die körperliche Ursache war ein schwerer Burnout im Vorjahr mit extremer Übelkeit und körperlicher Schwäche. Die körperlichen Symptome waren bereits auf einem guten Weg der Besserung, als sie mit einer Bekannten als Zuschauerin zu meiner Pferdeaufstellung kam. Dort löste eine Stellvertreterrolle, in der sie stand, heftige Gefühle in ihr aus, was ihr zeigte, dass es an der Zeit war, nun endlich auch hinter die Kulissen zu sehen. Die Dame meinte, sie hätte ständig das Gefühl, dass jemand noch etwas mit ihr zu klären hat. Es war, als ob sie ständig um jemanden trauere. Wir machten erst ein Bodytalking, um körperlich zu klären, wo Blockaden vorhanden sind und um ein klareres Bild über das Aufstellungsthema zu erhalten. Heraus kam, dass es kein klares Bild gab. Nur, dass irgendwo in ihrer Vergangenheit ein dunkler Fleck vorhanden war. Wie der „Zufall" es so will, erwähnte sie, dass ihre Großeltern mütterlicherseits Russen im Haus hatten, doch anscheinend keine Übergriffe stattgefunden hätten. Wir suchten bei der Pferdeaufstellung für alle möglichen Hintergründe Stellvertreter aus. Für eine Abtreibung, für die Russen, für die Liebe…., um Optionen für den Weg der Lösung zu finden. Während der Aufstellung blieb Bacardi, das ausgesuchte Pferd, konstant im Hintergrund. Er kaute immer wieder fleißig ab, jedoch sah er keinen Anlass, sich zu uns zu begeben. Um der Aufstellung einen Rahmen zu geben, hatten wir den Reitplatz nochmal mit Stangen getrennt. Bacardi blieb hinter der Absperrung. Wir testeten und stellten um. Es gab Gefühle, es gab Vermutungen, aber das Pferd blieb weg. Irgendwann fing die Stellvertreterin für die Russen, die noch nicht aufgestellt war und bei den Zuschauern saß, an zu weinen und wollte sich schon von der Aufstellung entfernen, da sie glaubte, die Gefühle seien von ihr und es ihr zu viel wurde. Somit holte ich diese Stellvertreterin rein und stellte sie erst zum Großvater väterlicherseits, der im Krieg gewesen war. Auch dort kamen starke Gefühle und tatsächlich näherte sich auch zum ersten Mal das Pferd. Aber es war immer noch nicht so, dass man das Gefühl hatte, jetzt sind wir am Punkt. Somit stellte ich die Stellvertreterin für die Russen zur mütterlichen Seite. Und dann kam das Pferd. Doch es war nicht der Hass oder sogar eine Vergewaltigung vorhanden. Es war die Liebe zwischen der Großmutter und dem Mann, den sie nicht lieben durfte. Und dann kam auch die Abtreibung mit ins Spiel. Die Mutter konnte und wollte dieses Geheimnis zwischen ihr und ihrer großen Liebe, die niemals hätte sein dürfen, Preis geben. Genau dort lag der Knoten. Das Pferd kaute und entspannte mitten unter den Stellvertretern und als das abgetriebene Kind endlich seinen Platz bekam, stellte sich tiefer Frieden ein. Nicht Loslassen war die Ursache, sondern das Annehmen der Wahrheit, was wirklich gewesen ist. Und der Mut, der Liebe in die Augen zu blicken.

Trotz schwerem Missbrauch endlich Liebe zulassen

Umgang mit schwerem körperlichem und seelischem Missbrauch im Kindesalter ist ein heikles Thema und häufig gekennzeichnet durch heftige Schuldzuweisungen. Meist durch das Opfer selbst, da das Kind immer das Gefühl hat, nicht richtig zu sein, wenn es so etwas erleben muss. Die Aufstellerin hatte bereits jahrelange Psychotherapie hinter sich und möchte nun endlich einen anderen Weg gehen. Die Brutalität, die in dieser Familie vorhanden war, stellte sich ganz klar dar. Was für mich aber faszinierend war, dass das Pony, das für das Gefühl, das gelebt werden möchte, stand, ständig gähnte. Es war, als ob es all den Stau und die Grausamkeit weggähnen wollte. Da sich auch bei der Großmutter diese Brutalität zeigte, wurde auch wieder klar, dass aus Opfern Täter wurden. Dinge, die geschehen sind, die wir nicht mehr gutmachen können, und doch lernen können, sie in der Vergangenheit stehen zu lassen, damit die Gegenwart frei ist. In dieser Gegenwart löste das Pferd all die Spannungen auf seine Art und es wurde klar, dass die erwachsene Frau nun endlich ihre Heilung für das Kind in ihr gefunden hatte. Sie verabschiedete sich dankbar von der Psychotherapie, bereit, nun die Verantwortung für ihr Wohlergehen zu übernehmen, auch wenn es sehr dunkle Schatten in der Vergangenheit gibt.

Faszinierende Zwischenfälle bei der Aufstellung

Bei einer Aufstellung kam das Thema, dass ein Pferd beim Schlachter gekauft wurde. Als wir nun die Stellvertreterin für den Schlachter in die Aufstellung stellten, fingen plötzlich alle Pferde in der Umgebung, sowohl auf den Wiesen, als auch im Stall an zu wiehern. Die Energie war magisch und wir waren alle ergriffen, denn es wurde so klar, dass die Tiere genau wissen, was läuft und wann ein Kamerad getötet werden soll.

Das Pferd als Katze

Bei einer Aufstellung im Allgäu war das Thema eine traumatisierte Katze. Die Aufstellerin hatte die Katze übernommen, die von einer Familie über eine ältere Dame bei ihr landete. Immer wieder fiel die Katze die Aufstellerin aus unerklärlichen Gründen an und somit war das Thema der Aufstellung, ob die Katze in der vorherigen Familie schlechte Erlebnisse hatte und sich aus diesem Grund so verhielt. Vor der Aufstellung erzählte mir die Dame noch, dass sie eigentlich noch ein zweites Thema hätte, denn seit der Trennung von ihrem Mann, die mittlerweile 15 Jahre her ist, zuckte ihr Auge immer wieder und dies sei in letzter Zeit immer schlimmer geworden.
Wir begannen mit der Aufstellung und die Stute bekam die Rolle der Katze. Zudem wurde die vergangene Familie dazu gestellt und ein Stellvertreter für das aggressive Verhalten ausgesucht. Das Pferd stellte sich sofort neben die Stellvertreterin der Aufstellerin und beide machten einen sehr zufriedenen Eindruck. Das Hinzustellen der Familie änderte nichts. Jedoch das aggressive Verhalten brachte Unruhe in die Situation. Da die Stellvertreterin der Aufstellerin sich sehr nervös fühlte, stellten wir das Augenzucken auch hinzu. Die Menschen waren alle unruhig und fühlten sich sehr angespannt. Lediglich das Pferd stand immer noch völlig entspannt neben der Hauptaufstellerin. Zum Hohn der Situation kam noch die kleine Stallkatze und legte sich in den Schatten des Pferdes, da es ein heißer sonniger Tag war.

Ich vermutete nun, dass die Situation doch mit der Trennung des Ehemannes und dem folgenden Existenzverlust zu tun hatte. Also stellten wir einen Stellvertreter für den Ehemann dazu. Nichts geschah, das Pferd stand am selben Ort und auch die Stellvertreterin für das Augenzucken spürte keine Veränderung. Ich stellte ein wenig um und holte das aggressive Verhalten in die Nähe. Ich erinnerte mich an das Ausgangsthema und fragte, ob es noch andere Menschen in ihrer Vergangenheit gab, die sie angegriffen hatten und eventuell auch körperlich verletzten. Sie sprach ihre Mutter an, die ihr Kind ständig geschlagen und erniedrigt hatte. Also holten wir eine Stellvertreterin für die Mutter. In dem Augenblick, als die Aufstellerin die Mutter auf ihren Platz stellte, holte das sonst so friedliche Pferd mit dem Kopf aus und stieß den Stellvertreter für das aggressive Verhalten in Richtung der Mutter.

All die geschluckten Emotionen der Aufstellerin über die Hilflosigkeit, der Mutter Grenzen aufzuzeigen, brachen aus ihr heraus. Das Pferd kaute entspannt ab und stellte sich wieder völlig friedlich neben sie. Die Aufstellerin (65 Jahre), die ich mittlerweile selbst in ihre Rolle geholt hatte, war völlig erstaunt, da sie sicher war, dass sie ihrer Mutter vergeben hätte. Was dann klar wurde, war, dass sie aber ihre eigene Wut über all das, was ihr widerfahren ist, nicht zugelassen hat. Der Kater hat die Krallen ausgefahren, welche die Aufstellerin selbst sich nie zu nutzen getraut hat. Die Lösung war: „Ja, ich darf wütend sein, denn das, was Du (die Mutter) mir angetan hast, war schrecklich!"

Als ihr das klar wurde, kaute das Pferd wieder entspannt ab, schnaubte und gleichzeitig kamen alle anderen Pferde aus ihren Boxen nach draußen gelaufen, als ob sie ihre Zustimmung bekunden wollten.

Beziehungsphobiker

Bei einer Aufstellung war das Thema, dass die Aufstellerin endlich eine beständige Beziehung haben möchte. Bisher lernte sie immer nur Männer kennen, die keine wahre Nähe zulassen konnten. Sie suchte sich Mika als Stellvertreter für den Partner aus. Daneben gab es eine Stellvertreterin für die Beständigkeit und eine für die Beziehungsphobie. Während wir eine lange Zeit die gestörten Familienverhältnisse zwischen Vater, der früh gegangen ist, der Mutter, die offiziell alleinerziehend war, aber viel später „plötzlich" mit ihrem Schwager zusammen war, der wohl lange Zeit mit beiden Frauen glücklich war. Alle waren rege beteiligt, außer dem Pferd. Mika ging ständig unruhig umher. Es wurde klar, dass die Aufstellerin niemals gelernt hat, dass man sich als Paar zwar trennen kann, aber die Verbindung von Vater und Mutter als Eltern bestehen bleiben darf. Der Vater hatte klaren Bezug zur Beziehungsphobie, aber anfänglich auch zu seiner Rolle als Vater. Das konnte

geklärt werden und trotzdem kam keine Ruhe in das Pferd. So tüftelten wir weiter. Stellten die Eltern des Vaters rein. Keine Veränderung. Die Eltern der Mutter schienen eher unauffällig. Der Großvater der mütterlichen Seite war früh gestorben, die Oma war alleinerziehend und blieb bis zum Schluss alleine. Wir stellten nun diese Großeltern dazu. Die Großmutter fand ihren Platz sofort an der richtigen Stelle, der Großvater blieb abseits stehen. In dem Augenblick stellte sich Mika, die wahre Beziehung, neben die Großmutter und blieb zum ersten Mal ganz ruhig stehen. Er stand nun für einen Unbekannten aber es war so unbeschreiblich offensichtlich, dass die Großmutter diese „wahre Liebe" kannte, wahrscheinlich aber nie gelebt hatte. Somit konnte die fehlende Energie endlich an ihren richtigen Platz und die Stellvertreterin konnte gelöst nach Hause fahren.
Ein paar Wochen später kam die Aufstellerin zur Neutralfeldaufstellung. Eine Aufstellungsarbeit, die die Quantenheilung mit der Aufstellung kombiniert. Dort werden die Themen nicht mehr bearbeitet, in dem Ursachen gesucht und geklärt werden, sondern lediglich die noch blockierenden Energien, gelöst. Nach der Pferdaufstellung hatte die Dame viel Klarheit über die Ursache, jedoch immer noch das Gefühl, etwas mit sich herumzutragen. Und tatsächlich zeigten sich plötzlich starke Bauchschmerzen. Während der Arbeit lösten sich diese Komplett auf und uns war klar, dass es all die unterdrückten Gefühle der Großmutter waren, die an die Enkelin, also die Aufstellerin, weitergegeben wurden.
Am Abend bekam ich die Nachricht, dass der Hund fürchterliche Bauchschmerzen hatte und die Wohnung

völlig versaut war, als die Aufstellerin nach Hause kam. Somit durfte sie den Sch... auch noch im Außen bereinigen. Interessanterweise war die Hündin am nächsten Morgen wieder topfit.

Eine ähnliche Situation erlebte ich mit meiner Stute, als ich an einem Abend selbst durch einen sehr emotionalen Prozess gehen durfte. Ich war auswärts unterwegs, als ich aus dem Stall angerufen wurde. Mura zeigte alle Anzeichen einer schweren Bronchitis. Da es mir genau zu dem Zeitpunkt auch nicht gut ging, war mir klar, dass da ein Zusammenhang ist und ich bis zum nächsten Tag warten kann. Ich wurde von den Stallkolleginnen schon beschimpft, dass ich nicht sofort den Tierarzt geholt habe. In der Nacht und am Morgen ging ich tief in die Selbstreflektion und mein Thema war mir bald sonnenklar. Ich ging innerlich klar und gestärkt zu meinem Pferd, um es mit seiner Krankheit zu pflegen und zusehen, was notwendig war. Sie hatte abends faustgroße Eiterbroken ausgehustet. Die Symptome waren völlig verschwunden und eine fidele, fitte Stute stand vor mir.

Drei Gefühle

In einer Aufstellung war sich die Stellvertreterin nicht sicher, welches Thema sie bearbeiten sollte. Drei Gefühle beeinflussen ständig ihr Leben. Das eine sei fehlendes Vertrauen, das zweite die Wut und das dritte ein ständiges Bedürfnis, alles zu kontrollieren. Wir hatten drei Pferde zur Verfügung, somit bot ich an, für jedes Gefühl ein Pferd auszusuchen.
Das Genogramm der Aufstellerin zeigte eine Abtreibung der Mutter aus einer früheren Beziehung, ansonsten wurde bewusst geheiratet, da das erste Kind, die Stellvertreterin, ein Wunschkind war. Danach kam noch eine Schwester.
Die Stellvertreterin für die Aufstellerin und die Mutter zeigten keine intensive Beziehung und ständig lief das Pferd, das die Wut darstellte, an uns vorbei. Klar zeigte sich eine deutliche Bevorzugung der zweiten Tochter, was sich noch nicht erklären ließ, warum das so war. Die Abtreibung machte kaum Emotion bei der Mutter, jedoch kam das Pferd für die Kontrolle ins Spiel. Das Pferd, das für das Vertrauen stand, war ganz am Rande des Platzes und rührte sich während der gesamten Aufstellung nicht vom Fleck. Wir stellten den Vater des Kindes, das abgetrieben wurde, mit in die Aufstellung. Es zeigte sich, dass die Mutter diesen Mann sehr geliebt hatte, seine Verantwortungslosigkeit aber kannte und sich somit gegen das Kind entschieden hatte. Wieder war das Pferd für die Wut mit in der Aufstellung. Es war aber immer noch nicht klar, warum die Mutter die erste Tochter nicht wirklich von Herzen annehmen konnte.

Das Pferd der Kontrolle kam ins Spiel. Wir sortierten die Stellvertreter und das Pferd zeigte eine deutliche Unruhe. Der Vater signalisierte immer, dass für ihn alles in Ordnung sei und er die Frau und Kinder aufrichtig liebt. Die Aufstellerin erzählte, dass die Mutter schwanger war und dann erst geheiratet wurde. Wir vermuteten, dass es wieder eine ungewollte Schwangerschaft war, aber nicht die Wut kam ins Spiel, sondern die Kontrolle. Da erzählte die Aufstellerin, dass ihr Vater der Mutter versprochen hatte, dass er sie heiratet, sobald sie schwanger ist. Das Pferd für die Kontrolle lief um uns herum und allen wurde klar, dass die Mutter genau das kontrollieren wollte. Sich dort die Sicherheit holen wollte, und die erste Tochter somit das Mittel zum Zweck war, zu prüfen, ob der Mann sein Wort hält. Dann wurde auch klar, dass sie vom Herzen her auch das abgetriebene Kind so gerne behalten hätte. Hätte sie auf ihr Herz gehört, wäre es möglich gewesen, da der jetzige Mann sie auch mit Kind genommen hätte, weil er sie einfach liebt. Dieses unbewusste Wissen und das schlechte Gewissen ließen so viel Wut entstehen. Wir standen alle zusammen, mittlerweile war auch die Aufstellerin in der Aufstellung und stand vor ihrer Mutter. Sie konnte klar erkennen, woher die Wut und vor allem der Drang, alles zu kontrollieren, kamen.

In diesem Augenblick kam das Pferd, das das Vertrauen darstellte, aus seiner Ecke und stellte sich direkt neben die Aufstellerin...

....Ohne Worte!

Zwei in einem

Eine der faszinierendsten Aufstellungen fand in der Reithalle in Mirbach statt. Dort stehen viele Pferde, so dass sich der Aufsteller ein Pferd aussuchen kann. Die Aufstellerin suchte sich eine junge, sehr große Stute aus, die gemeinsam mit einer anderen Stute auf dem Paddock stand. Sie galt als völlig ausgeglichen und lieb. Das Thema der Aufstellerin war ihre Angst vor Pferden. Schon vor über 20 Jahren war ihre Tochter, die zu der Zeit leider an einem Virus verstarb, leidenschaftliche Reiterin. Nun hatte auch der Sohn wieder mit diesem Hobby begonnen und die Mutter wollte ihr Kindheitstrauma ansehen, da sie erkannte, dass sie immer wieder mit dem Thema „Pferd" konfrontiert wird. Als Kind hatte sie einem Kutschpferd ein Zuckerstück gegeben, das anschließend, samt Kutsche hinter ihr her lief. Das Mädchen bekam es mit der Angst zu tun, sodass es loslief und in einen Hausgang flüchtete. Das Pferd folgte ihr und blieb mit der Kutsche in dem Hausgang stecken. Dieses Thema wollten wir beleuchten und auflösen.
So wurde das lammfromme Tier in die Halle gebracht und begann sofort wie wild herumzutoben. Ich hatte schon Sorge, dass sie aus der Reithalle springt. Die Zuschauer standen zum Teil sehr beunruhigt hinter der Absperrung. Da schlug die Aufstellerin vor, ob man nicht das zweite Pferd dazu holen könnte, damit die Stute sich beruhigen würde. Das zweite Pferd kam und nun tobten zwei Pferde ungebremst durch die Halle. So begann ich im Zuschauerbereich mit der Aufstellung. Wir suchten Stellvertreter für die Kutsche, die Angst, etc. Kaum

legten wir los, beruhigten sich die Pferde und die große Stute kam sofort herbei und beäugte unser Werk. Während der Aufstellung kristallisierte sich immer mehr heraus, dass auch ihre Tochter eine wichtige Rolle spielt, obwohl diese ja viel später erst geboren wurde. Kaum wurde die Stellvertreterin für diese Rolle auf ihren Platz gestellt, kam das zweite Pferd dazu und stellte sich genau dort an die Absperrung. Somit ergaben sich zwei Szenarien. Ich öffnete nun die Absperrung und jedes Pferd stellte sich passend zu „seiner" Rolle, wobei das zweite Pferd nicht bewusst gewählt wurde und trotzdem deutlich zeigte, dass es eine besondere Rolle spielte, nämlich den noch unbearbeiteten Anteil am Tod der Tochter. Sowohl das traumatisierte Kind, als auch die Tochter konnten von der Aufstellerin nun gesehen und angenommen werden. Die Aufstellung zeigte zwei kleine Gruppen, bei denen jeweils ein entspannt kauendes Pferd stand.
Als sich die Aufstellung auflöste, ging die Dame mit beiden Pferden gelassen in die Mitte der Reithalle. Die Pferde standen bei ihr und alle waren völlig entspannt.

Aufstellung für ein Pferd

Die beiden Leiterinnen eines Voltigiervereins sahen mich als letzte Lösung, denn eigentlich stand fest, dass ihr Voltigierpferd den Verein verlassen muss. Die systemische Aufstellungsarbeit war den Damen bekannt, dies allerdings mit einem Pferd zu machen, fanden sie doch recht „durchgeknallt“. Ich organisierte einige erfahrene Stellvertreter, um dem Pferd eine gute Möglichkeit zu geben, die beste Lösung für seine Situation darstellen zu können. Thema war, dass das vereinseigene Voltigierpferd seine eigentliche Aufgabe nicht erfüllte und der Verein dieses Pferd deshalb nicht behalten möchte. In erster Linie war das Tier als Voltigierpferd vorgesehen, weiterhin kam es hin und wieder in der Reittherapie zum Einsatz. Leider zeigte er sich für die Voltigierarbeit immer wieder als ungeeignet, es scheute, drehte sich weg, biss und verweigerte somit seine Arbeit. Auch kam es vor, dass der Wallach in angespannten Situationen seitlich ausschlug.

Als das Voltigierpferd am Aufstellungsort ankam, war es sichtlich nervös, ganz besonders als seine beiden Begleiterinnen sich einen Kaffee holten und das Tier mit mir und meiner Pferdeosteopathin alleine bleiben musste. Nach und nach fanden sich alle Beteiligten der Aufstellung ein und wir konnten beginnen. Die Aufstellerinnen, beide erfahrene Reitpädagoginnen, erklärten die Situation mit und um ihr Vereinspferd. Kurz berichteten sie über die Probleme bei der Voltigier- und Longierarbeit. Reiten ließ es sich nur von guten Reitern.

Auch sein Arbeitsbereich Reittherapie wurde von den beiden beschrieben. Aus dieser Arbeit hat es eine Bezugsperson, für die dieses Pferd in einer Krise sehr wichtig war. Während die beiden berichteten, lief das Pferd völlig entspannt umher und hatte leicht „ausgeschlaucht". Für einen Wallach zeigt das tiefe Vertrautheit, was in dieser Situation sehr ungewöhnlich war.
Als eine der beiden Damen vom tödlichen Fahrradunfall eines Mädchens aus dem Stall erzählte, reagierte der Wallach energisch mit einem Abschnauben, für mich ein deutliches Signal, das Thema Unfall im Hinterkopf zu behalten.
Nun begannen wir mit der Aufstellung. Der Wallach stand für sich selbst und bekam eine Sprecherin, zu der er sich anfangs auch gleich dazustellte. Außerdem kamen Stellvertreter für die beiden Pädagogen hinzu. Traurigkeit, Bauchschmerzen und Verwirrung im Kopf stellten sich bei den Stellvertretern ein. Die Sprecherin des Tieres teilte klar mit, dass das Pferd ganz genau weiß, was es macht. Jedoch hat der Wallach keine Lust, sich mit Arbeiten auseinander zusetzen, die er als sinnlos empfindet, z.B. im Kreis rumlaufen, wie es beim Voltigieren notwendig ist. Stellvertreter für Reiten, Voltigieren und Therapie spürten ganz deutlich, dass er ein „Heiler" und kein Sportpferd ist. Das Pferd stellte sich zum Stellvertreter Therapie und die Situation und die Lösung des Problems war für alle vollkommen klar.
Es gab noch eine weitere Reiterin in dem Stall, die durch den Wallach einen großen Fortschritt im Heilungsprozess ihrer Erkrankung erleben durfte. Wir dachten,

sie sei für ihn eine wichtige Bezugsperson. Aber auch hier zeigte sich, dass er für sie da ist und nicht umgekehrt. Mich interessierte aber noch, was der angesprochene Unfall zu sagen hatte. Wir stellten eine Stellvertreterin für das verstorbene Mädchen dazu. Hier kam kaum eine Reaktion des Pferdes, dafür jedoch auf die Stellvertreterin des Themas Unfall. Zu ihr stellte sich der Wallach hin und blieb stehen. Somit hinterfragte ich vergangene Unfälle bei den Aufstellerinnen. Dort stieß ich auf fruchtbaren Boden und wir erkannten, dass dieses Pferd auch bei ihnen ganz viel Heilung ermöglichen kann. Bisher hatte der Wallach mit vielen Verletzungen und hohen Tierarztkosten auf sich aufmerksam gemacht, um darauf hinzuweisen, dass es Dinge gibt, die angeschaut werden wollen. Hier war klar, dass eigentlich nicht ihm geholfen werden muss, sondern er helfen möchte. Aber nicht als Voltigierpferd! Die Stellvertreterin für die Aufstellerin, die auch für die Kasse des Vereins verantwortlich war, fühlte ganz klar, dass das Pferd in den Privatbesitz der anderen Frau wechseln muss, damit die Situation sich klären kann.

Für die beiden Damen des Vereins war die Aufstellung die letzte Maßnahme, die sie mit dem Pferd versuchen wollten. Sie spürten Angst und Unsicherheit vor zu hohen Kosten, und dass das Tier in der Therapiearbeit vielleicht auch nicht funktionieren könnte. Doch während die Aufstellung sich klärte, schnaubte und kaute der Wallach vor sich hin und zeigte damit ganz klar, dass er sehr zufrieden war, dass die beiden die Lösung des Problems endlich verstanden haben.

Noch am selben Abend wurde die Entscheidung öffentlich gemacht. Die Reiterin, die den Wallach hauptsächlich betreute, konnte ihr Glück kaum fassen, so viele Jahre hing das Damoklesschwert über diesem wundervollen Pferd, das nun endlich seinen wahren Platz einnehmen darf.
Am Ende der Aufstellung sagten die Damen des Voltigiervereins, dass sie im Vorfeld die Idee, mit Pferden aufzustellen, für völlig übertrieben empfunden hätten und niemals erwartet hatten, dass so etwas möglich sei.

Es gibt noch viele weitere wundervolle Erlebnisse, welche die Mitwirkenden und ich während der Aufstellungen erleben durften. Doch letztendlich kann man es nur verstehen, wenn man es selbst life miterleben durfte.
Somit möchte ich Sie herzlich einladen, den Mut zu finden und einfach bei einer der kommenden Pferdeaufstellungen dabei zu sein. Schon beim Zuschauen ist es möglich die Magie dieser Arbeit zu spüren. Mehr noch, wenn man sich auf eine Stellvertreterrolle einlässt oder vielleicht irgendwann sogar sein eigenes Thema aufstellt. So wie die Pferde dabei nicht gezwungen werden können, bleibt auch die Teilnahme der Zuschauer und Stellvertreter völlig ohne Zwang.

Information: www.pferdeaufstellung.de

Eine Lüge

kann

die Wahrheit sein,

aber die

Wahrheit

kann niemals

eine Lüge sein

für Hannes

Danke

Von ganzem Herzen möchte ich meinen Lektorinnen, Ute Becker, Uli und Dr. Kathrin Schütz danken, für ihre Tipps und die Zeit, mich bei der Entstehung des Buches zu unterstützen.
Tiefe Dankbarkeit gilt aber besonders meiner Mutter, die mich so penetrant mit ihrer Pferdeliebe genervt hat und diesen Virus trotzdem an mich weiter gegeben hat. Mit ihren mittlerweile 82 Jahren sitzt sie auf ihrem 21jährigen schwarzen Hengst und reitet hohe Schule. Welch ein Geschenk, eine solche Mutter zu haben!
Dankbarkeit ohne Worte habe ich für all die Pferde, die mich auf meinen Weg gebracht haben. All die Jahre den großen Erfolg zu erleben, haben mir sehr geholfen mein Selbstbewusstsein kennenzulernen. All die Jahre der Schmerzen und der tiefen Verzweiflung haben mich Demut gelehrt und ließen mich erkennen, alles im Leben ist ein wundervolles Geschenk, auch wenn wir die Verpackung drum herum oft nicht wollen. Seit Jahren schon fühle ich tiefe Ehrfurcht vor dem, was durch die Aufstellungsarbeit geschehen darf. Die Pferde haben mir gezeigt, dass es immer noch tiefer, noch erstaunlicher und noch liebevoller geht. Diese Wesen sind so voller Liebe und ich bewundere sie immer mehr, was sie bereit sind, für uns Menschen auf sich zu nehmen. Jeder, der mit Pferden zu tun hat, erlebt eine Art Transformation. Die meisten unbewusst. Doch diejenigen, die sich trauen, die Wahrheit hinter der Pferdehaltung zu erkennen, wissen, das Pferd kann viel mehr.

Das Pferd berührt unser Herz, völlig wertfrei, völlig selbstlos, eben genau so, wie es seinem echten Naturell entspricht.
Und zu guter Letzt möchte ich natürlich den Damen danken, die mich immer wieder gedrängt haben, doch mit den Pferden zu arbeiten. Ja, ihr hattet recht...

Buchempfehlungen

Linda Kohanov: alle Ihre Bücher und das Kartenset
Sabine Bode: Die vergessene Generation
Thorwald Dethlefsen:
Hörbücher und Vorträge
Byron Katie: Lieben was ist, uvm.
Robert Betz:
besonders seine Vorträge auf youtube
Mark Rashid:
Pferde lügen nicht
Marlies und Klaus Holitzka:
Der kosmische Wissensspeicher und weiterer ihrer Bücher

Die Autorin

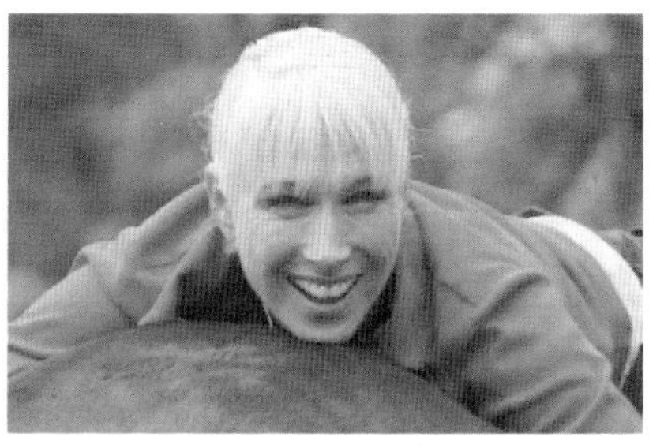

Felicitas Ariane Scholz ist gebürtige Allgäuerin und verbrachte dort die ersten 35 Jahre ihres Lebens. Bereits dort arbeitete die gelernte Masseurin und Manualtherapeutin, neben der Tätigkeit in der Physiotherapie, in ihrer eigenen Praxis als Körper- und Gesprächstherapeutin.

Viele Fort- und Weiterbildungen im Bereich der Physiotherapie sowie im psychologischen Bereich durch Ausbildungen, z.B. der Coach in Systemischen Familien- und Konfliktaufstellungen und Rückführungstherapie, Inner Clearing, machen ihr Behandlungsspektrum vielfältig für Körper, Geist und Seele.

Die Mutter von drei Kindern zog 2005 mit ihrer Familie ins Rheinland und führt hier seit dem ihre selbstständige Arbeit in eigener Praxis für Körper- und Gesprächstherapie fort. In verschiedenen Seminarhäusern bietet sie Systemische Aufstellungsarbeit, Kurse und Seminare zur individuellen Entwicklung der eigenen Persönlichkeit an.

Sie ist seit Kindesbeinen begeisterte Reiterin und wurde zweifache schwäbische Vizemeisterin in der Vielseitigkeit. Ihre eigene Entwicklung und die spirituelle Arbeit veränderten auch ihren Umgang mit den Pferden und

eröffneten ihr zusätzlich die Möglichkeit, diese Tiere auch in ihre therapeutische Arbeit zu integrieren.
Die erfolgreiche Arbeit von Felicitas Scholz beruht auf fundierten Fachkenntnissen verbunden mit hoher Intuition und Feingefühl.

Bereits erschienene Bücher von Felicitas Ariane Scholz

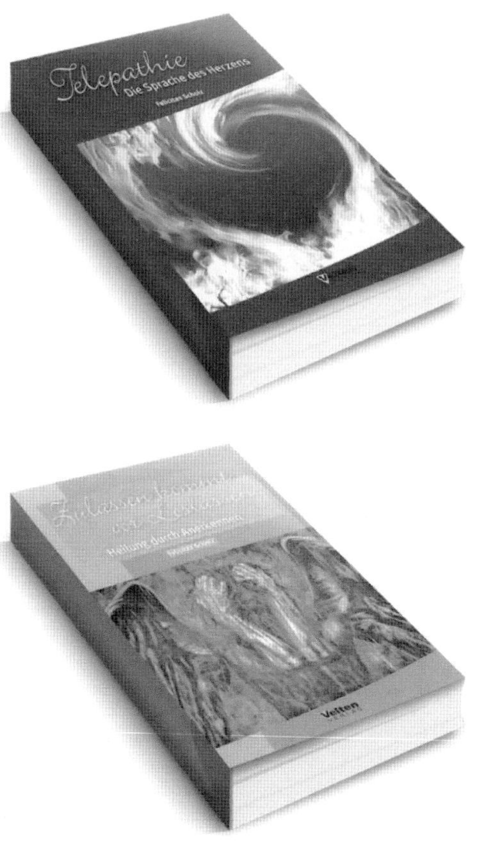

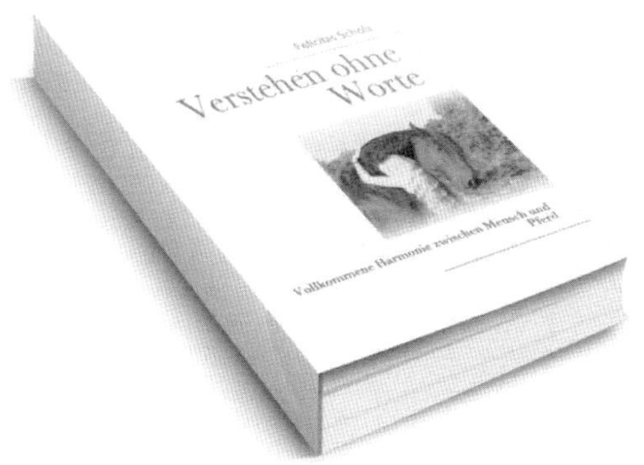
Verstehen ohne Worte
Vollkommene Harmonie zwischen Mensch und Pferd